ÉTUDES THÉRAPEUTIQUES

SUR LES

EAUX SALINO-ARSENICALES

LA SOURCE SULFUREUSE DE LABASSÈRE

LES EAUX FERRUGINEUSES

DE BAGNÈRES-DE-BIGORRE

SÉDATIVES, RECONSTITUANTES, ANTI-HERPÉTIQUES.

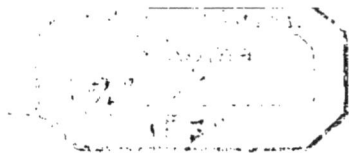

ÉTUDES THÉRAPEUTIQUES

SUR LES

EAUX SALINO-ARSENICALES

LA SOURCE SULFUREUSE DE LABASSÈRE

LES EAUX FERRUGINEUSES

DE

BAGNÈRES-DE-BIGORRE

(HAUTES-PYRÉNÉES)

PAR

M. le Dr ALBAN DE LA GARDE,

Médecin-inspecteur adjoint des eaux de Bagnères,
professeur chargé du cours de thérapeutique à l'École de médecine de Poitiers,
membre de la Société d'Hydrologie médicale de Paris ;

AVEC LA COLLABORATION, POUR LA PARTIE CHIMIQUE,

DE

M. ISAMBERT,

Professeur de chimie à la Faculté des sciences de Poitiers,
ex sous-directeur du laboratoire de chimie
à l'École normale supérieure de Paris.

PARIS

LIBRAIRIE MÉDICALE DE GERMER-BAILLIÈRE

17, RUE DE L'ÉCOLE-DE-MÉDECINE.

1873.

L'introduction de cette brochure très-concise, qui traite spécialement de l'emploi rationnel des eaux de Bagnères, est consacrée au rapport de la Société d'hydrologie médicale sur un de mes précédents mémoires. Je désire mettre ainsi entre les mains du lecteur, tous les éléments d'appréciation qui peuvent lui être utiles pour diriger son jugement sur ces recherches nouvelles.

INTRODUCTION

SOCIÉTÉ D'HYDROLOGIE MÉDICALE DE PARIS

Séance du 25 avril 1870.

Présidence de **M. MOUTARD-MARTIN.**

RAPPORT sur un mémoire de M. le docteur A. DE LA GARDE, intitulé : *Recherches sur les eaux de Bagnères-de-Bigorre*, au nom d'une commission composée de MM. LEFORT, GRIMAUD, GOIN, CHATEAU, et MAYET, rapporteur.

M. le docteur A. de Lagarde, professeur à l'École de médecine de Poitiers, a adressé à la Société d'hydrologie, à l'appui de sa candidature comme membre correspondant, un Mémoire ayant pour objet l'étude de plusieurs sources de l'importante station de Bagnères-de-Bigorre ; c'est de ce travail, Messieurs, que je viens vous entretenir.

On sait que les historiens font remonter l'origine des thermes de Bagnères-de-Bigorre jusqu'à l'époque de l'envahissement des Gaules par les Romains.

Dans un court aperçu historique sur le *Vicus Aquensis* des Romains, aujourd'hui Bagnères-de-Bigorre, M. le docteur de Lagarde passe en revue les traces qui ont signalé le passage et le séjour des dominateurs de la Gaule ; il nous montre, pour nous donner une idée de la valeur que les Romains attachaient aux thermes de *Vicus Aquensis*, les inscriptions conservées sur la pierre comme des manifestations éloquentes de leur reconnaissance, envers les nymphes des eaux bienfaisantes qui ont apporté du soulagement à leurs souffrances.

Les vestiges des anciens établissements, retrouvés dans les fouilles faites en 1827 pour l'édification du nouvel établissement thermal, ne laissent également aucun doute sur l'importance de la station romaine. Des piscines avec revêtement en marbre, des chapiteaux de colonnes ornées de sculptures, des médailles de divers empereurs, Auguste, Tibère, Trajan, Marc-Aurèle, sont autant d'indices de la fréquentation des anciens thermes gallo-romains et de l'abondance des sources qui les alimentaient.

Mais, comme beaucoup de choses en ce monde, après avoir eu leurs jours de splendeur, les thermes gallo-romains disparurent avec la domination romaine, et il faut arriver jusqu'au xve siècle, sous l'administration des comtes de Foix, pour retrouver la tradition thermale de Bagnères-de-Bigorre.

Depuis cette époque, l'importance de cette station s'est accrue de jour en jour; les anciennes sources ont été aménagées avec le plus grand soin, on en a trouvé de nouvelles, et, aujourd'hui, Bagnères-de-Bigorre est un de nos établissements thermaux les plus importants et les plus riches en sources minérales.

La plupart de ces sources sont l'objet d'exploitations particulières, mais un groupe de dix sources est exploité par la ville elle-même et comprend, dans son ensemble, la réunion la plus complète des moyens employés par l'hydrothérapie moderne.

C'est qu'en effet, bien que la prédominance des sels de chaux soit acquise à la composition (1) des diverses sources de Bagnères, elles varient assez entre elles pour qu'il soit difficile de préciser leur action thérapeutique sans tenir un très-grand compte de leur température, en général assez élevée, quoique variant depuis 30 jusqu'à 51 degrés centigrades. Mais l'action combinée de ces divers éléments ne suffit pas à M. le docteur de Lagarde pour expliquer leur action thérapeutique, et, en présence de cette incertitude, M. de Lagarde croit devoir attribuer à l'arsenic que contiennent les eaux de Bagnères-de-Bigorre *une action spéciale élective sur le système nerveux, et les modifications altérantes qu'elles font subir à la diathèse herpétique pour conduire à la guérison des affections morbides, qui ne sont que les manifestations diverses de cette diathèse.*

D'après les recherches de M. de Lagarde sur trois des sources de Bagnères-de-Bigorre, ces eaux

(1) Pour les sources salino-arsenicales.

contiennent une quantité très-notable d'arsenic, et doivent faire partie de la classe des eaux arsenicales, au même titre que la Bourboule, le Mont-Dore, Plombières, Bussang, à cause de leur principe thérapeutique le plus actif, car elles contiennent $0^{gr}001$ d'arséniate de soude par kilogramme d'eau, dose inférieure, il est vrai, à celle de la Bourboule, mais supérieure à celle du Mont-Dore et de Plombières.

Selon lui, un milligramme de sel arsenical par litre (1) rend parfaitement compte de l'action thérapeutique de ces eaux dans *les affections nerveuses, dans les maladies de la peau, de la matrice, des muqueuses bronchiques et intestinales entretenues* ou produites par un vice herpétique. *La cure de la débilité générale, celle du rhumatisme, des tumeurs articulaires*, reçoivent aussi une explication satisfaisante par l'action du principe minéral arsenical, explication qui ne peut être admise si l'on tient compte seulement de la composition connue jusqu'à présent des eaux de Bagnères, qui consiste particulièrement en sels de chaux, de

(1) NOTE DE L'AUTEUR. — Calculé chimiquement à l'état anhydre.

magnésie, et même en y ajoutant le fer, dont la proportion toutefois a été notablement réduite, dans ces derniers temps, par les analyses de M. Filhol.

Afin d'apporter des preuves évidentes à l'appui de son opinion, M. le docteur de Lagarde, conjointement avec des chimistes distingués de Poitiers, MM. Guittau et Malapert, a recherché l'arsenic dans trois des principales sources de Bagnères-de-Bigorre : celles de Salies, de Cazaux et de Salut (1).

L'analyse de la source de Salies, l'une des plus importantes du bassin, puisqu'elle peut fournir 245,000 litres d'eau dans les vingt-quatre heures, à une température de 50 degrés centigrades, paraît avoir été exécutée avec beaucoup de soin en collaboration avec M. Guittau, préparateur à la Faculté des sciences de Poitiers, et docteur ès sciences ; le dosage de l'arsenic a été fait sur le résidu de l'évaporation de 15 litres d'eau.

Le principe arsenical, retiré d'abord à l'état de sulfure, a été transformé en acide arsénique au

(1) Les analyses portent maintenant sur neuf sources.

moyen de l'acide chlorhydrique additionné de cristaux de chlorate de potasse ajoutés de temps en temps, jusqu'à dissolution complète du sulfure d'arsenic; puis, à l'aide d'une solution de sulfate de magnésie contenant du chlorhydrate d'ammoniaque et de l'ammoniaque libre, on a obtenu un précipité d'arséniate ammoniaco-magnésien : ce précipité, recueilli, lavé et séché avec les précautions nécessaires, pesait 0^{gr}0255, c'est-à-dire que 15 litres d'eau de la source de Salies ont fourni 0^{gr}0255 d'arséniate ammoniaco-magnésien, correspondant à 0^{gr}0106 d'arsenic, soit, pour la contenance d'un litre, 0^{gr}0007 d'arsenic. Et comme, selon ces messieurs, l'arsenic est en combinaison dans l'eau analysée avec l'oxyde de calcium, ils proposent de représenter la composition arsenicale de l'eau de la source de Salies par 0^{gr}0013 d'arséniate de chaux (1).

L'eau de Salies, dont il vient d'être question,

_____

(1) NOTE DE L'AUTEUR. — Pour cette analyse comme pour les autres, nous donnons le poids du principe arsenical calculé, au point de vue chimique, à l'état anhydre; mais on sait qu'en réalité l'arséniate de soude est hydraté, ce qui élève son poids réel agissant contenu dans les eaux de Bagnères, à deux milligrammes et demi environ.

fait partie du groupe des sources qui appartiennent
à la ville. Les deux suivantes, celles de Cazaux et
de Salut, qui ont également fait l'objet des recherches de M. le docteur de Lagarde, appartiennent à
des particuliers; l'analyse en a été faite en collaboration avec M. Malapert, pharmacien, professeur de toxicologie à l'École de médecine de Poitiers.

La méthode employée pour doser l'arsenic a été
la même dans les deux cas : pour l'eau de la
source Cazaux, on a opéré sur le résidu fourni par
l'évaporation de 8 litres d'eau transportée ; pour la
seconde, celle de Salut, sur le résidu fourni par
15 litres.

Le sulfure d'arsenic, au lieu d'être transformé
en acide arsénieux et acide arsénique par le chlorate de potasse et l'acide chlorhydrique, comme
dans la première analyse que nous avons rappor-
tée, a été oxydé directement par l'acide nitrique
fumant ; le produit évaporé à siccité a été additionné de quelques gouttes d'acide sulfurique et
repris par l'eau distillée, puis la solution arsenicale introduite dans un appareil de Marsh, préa-

lablement essayé. On a recueilli l'arsenic à l'état d'anneau métallique, et on a trouvé que dans l'eau de la source de Cazaux l'arsenic devait être représenté par $0^{gr}0007$ d'arséniate de soude par litre.

Quant à l'arsenic, dont la présence a été manifestement démontrée dans le produit de l'évaporation de 15 litres d'eau de la source de Salut, le dosage n'en a pu être fait rigoureusement une première fois, mais MM. de Lagarde et Malapert l'évaluent approximativement à une quantité un peu inférieure à celle que contient l'eau de Cazaux (1).

M. le docteur de Lagarde rappelle également, à l'appui de son opinion, que M. Filhol, en examinant un dépôt provenant des tuyaux de conduite de la source de la Reine, a trouvé $0^{gr}460$ d'arséniate de chaux sur 100 grammes de dépôt ocreux qui avaient une apparence feuilletée.

Ainsi, Messieurs, la caractéristique de la station de Bagnères-de-Bigorre, qui semblait jusqu'à présent assez indécise et devoir être attribuée, à défaut de notions suffisantes, à la qualité sulfatée

(1) NOTE DE L'AUTEUR. — Il a été fait depuis : voir au tableau d'analyse.

calcique de ces eaux, prendrait une forme plus décidée si, comme paraît l'indiquer le travail de M. le docteur de Lagarde, des analyses, poursuivies dans le but de la recherche exclusive de l'arsenic, faisaient découvrir dans toutes les sources une quantité notable de ce métalloïde.

Le travail que vous présente aujourd'hui M. le docteur de Lagarde, déjà très-méritant par lui-même, aurait rendu un grand service à la science hydrologique en appelant son attention sur un des éléments actifs de la composition des eaux de Bagnères-de-Bigorre, dont on ne semble pas, jusqu'à présent, avoir tenu suffisamment compte dans l'explication des propriétés thérapeutiques de ces eaux.

Toutefois nous pensons qu'avant d'accepter sans réserve l'opinion de M. le docteur de Lagarde, la Société doit l'encourager à continuer ses recherches, au point de vue de l'arsenic, dans les différentes sources qui n'ont point encore été analysées (1) ; c'est une lacune que M. de Lagarde sera

(1) NOTE DE L'AUTEUR. — Maintenant neuf sources sont analysées.

assurément désireux de combler dans un nouveau travail dont il viendra nous rendre compte plus tard, si, comme nous l'espérons, Messieurs, vous voulez bien accepter la proposition que nous avons l'honneur de vous faire, de nommer ce médecin distingué, membre correspondant de la Société d'hydrologie.

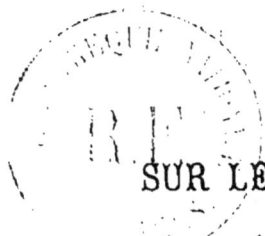

ÉTUDE
SUR LES EAUX SALINO-ARSÉNICALES

LA SOURCE SULFUREUSE DE LABASSÈRE, LES EAUX FERRUGINEUSES

DE

BAGNÈRES-DE-BIGORRE

(HAUTES-PYRÉNÉES)

LEURS SPÉCIALITÉS

CHAPITRE Ier.

L'importance de la station thermale de Bagnères-de-Bigorre a nécessité, depuis plusieurs années déjà, la création d'un chemin de fer; à partir de Tarbes, une voie ferrée spéciale conduit à Bagnères. Il y vient donc des malades en grand nombre, et ceux-là sont atteints des affections les plus diverses.

Cette habitude semble motivée par la diversité de composition des sources minérales, qui s'administrent dans cette station thermale, et qui forment trois groupes principaux : 1° sources salines arsenicales, 2° sources ferrugineuses, 3° sources sulfureuses (Labassère).

Cependant, quoique ces différentes catégories

d'eau minérale puissent s'adresser utilement à des affections bien dissemblables, tous les malades n'en retirent point le même profit; c'est pourquoi, convaincu que les eaux de Bagnères-de-Bigorre n'étaient point bonnes pour tous les maux, comme quelques-uns le voulaient, mais ayant observé que, dans certains cas déterminés, elles opéraient des cures remarquables, j'étais préoccupé sans cesse du choix qu'il y avait à faire parmi les maladies de toute espèce qui se présentaient à ces eaux, afin de les faire sortir d'un emploi banal, qui nuisait à la fois aux malades et à la station thermale.

Je me mis donc à la recherche d'une spécialité probable qui faisait que les uns, ne leur trouvant point d'égales, les vantaient sans mesure, tandis que d'autres, les déclarant sans vertu, les dénigraient sans raison.

Quelles étaient les maladies qui étaient traitées avec le plus d'efficacité, et quelles étaient les sources qui convenaient le mieux à chacune d'elles ?

En d'autres termes, les eaux de Bagnères avaient-elles une spécialité, et quelle était celle-là ?

L'application rationnelle des sources sulfureuses, comme Labassère, et celle des eaux ferrugineuses, étaient déjà connues; je n'eus point à m'en occuper.

Après beaucoup de tâtonnements, motivés d'une part par le caractère spécial de la clientèle thermale, et de l'autre par la multiplicité des effets généraux de la médication, je parvins à former un groupe important de maladies.

La plupart de ces affections, bien que très-diverses, avaient cependant un cachet spécial, et je m'aperçus bientôt que les états morbides qui se trouvaient le mieux des eaux de Bagnères étaient précisément ceux qui recevaient aussi de la part de l'*arsenic* pharmaceutique les meilleurs amendements.

Les maladies nerveuses, celles de la matrice, ainsi que certaines affections de la peau et des muqueuses des organes, furent celles qui appelèrent tout d'abord mon attention. Il me fut presque toujours facile, par les commémoratifs, de trouver des traces d'herpétisme soit chez les malades, soit chez leurs ascendants.

Des souffrances du côté de la vessie et du tube digestif, des douleurs à répétition et changeantes me parurent avoir pour cause des plus probables la diathèse dartreuse, souvent alliée, par le bénéfice des ascendants, à un fond rhumatismal.

Les lymphathiques irritables, les anémies, les chloroses, les affections du cœur, me fournirent également un chiffre de guérisons ou d'améliorations des plus notables.

Certains états morbides des bronches et des poumons pour lesquels les eaux sulfureuses sont toujours contre-indiquées, si l'on veut éviter les graves accidents causés par l'excitation générale qu'elles déterminent dans toute l'économie, et qui se manifestent spécialement par une activité congestive du poumon avec crachement de sang, ces dernières conditions, dis-je, inhérentes à l'état constitutionnel des malades et qui accusent le degré d'irritabilité de leur organisme, rencontraient à merveille, dans les eaux *salines arsenicales* de Bagnères, des éléments de sédation et de résolution ; nous devons ajouter que ces eaux sont notablement alcalines au papier de tournesol.

Nous avons été à même d'observer ces phénomènes, d'apparence éréthique, chez certains phthisiques auxquels nous donnions l'eau sulfureuse de Labassère ; à peu près dans la totalité des cas, l'eau saline arsenicale de Salies, prise en boisson, a coïncidé avec la cessation de l'hémoptysie ; nous revenions à l'eau de Labassère, et les hémorragies ne tardaient pas à reparaître. L'eau de Labassère se trouvant, comme on le sait, à Bagnères-de-Bigorre, rien n'est plus commun que d'alterner le traitement des phthisiques avec l'eau sulfureuse et avec les sources salines arsenicales ; il ne se passe donc point de saison thermale sans que ces phénomènes ne se présentent plusieurs fois.

C'est là un des avantages de Bagnères-de-Bigorre de pouvoir se servir, suivant les indications, des eaux thermales salines arsenicales, des eaux sulfureuses et des sources ferrugineuses, joint à la clémence de la température et au calme de l'atmosphère, qui doit être pris en sérieuse considération pour certains malades.

Nous sommes porté à penser, comme un grand

nombre de praticiens aujourd'hui, que les affections
chroniques de la poitrine, qui profitent, le mieux et
surtout, du traitement des eaux arsenicales sont de
cause herpétique ou rhumatismale.

Je retrouve, en parcourant mes notes, les deux
faits suivants : ils attestent singulièrement l'action
profondément médicatrice des eaux de Bagnères :

Un médecin d'un grade élevé dans l'armée vint
nous consulter : il avait un asthme datant de dix
années. Tantôt de véritables accès d'étouffement,
tantôt une gêne anxieuse du côté des organes de la
respiration se faisaient sentir, le plus souvent pendant la nuit, après quelques heures de sommeil. Le
malade, arrivé à Bagnères, se soigna pendant un
certain temps, et vit bientôt toutes ses angoisses
respiratoires s'amoindrir; il put dormir toute la
nuit sans s'éveiller. Vers le quatorzième jour, je
crois, il oublie de boire à Salies ses deux verres
d'eau du soir; après avoir dormi quelque temps
moins à son aise que de coutume, il finit par être
réveillé tout à coup, pris de suffocation, et son accès
reparaît.

Certes, je ne nie pas que le moral du malade ne
fût peut-être pour une grosse part dans la nouvelle
manifestation de ces accidents nerveux, car, au
moment de se coucher, il se rappela son oubli et en
fut très-impressionné. Mais enfin le malade boit de
l'eau de Salies, et ses accidents respiratoires dispa-

raissent; il oublie d'en boire un soir comme de coutume, et ils reviennent; il poursuit alors son traitement, sans y manquer jamais pendant tout son séjour : le mieux se continue.

Un jeune homme arrive de Bordeaux atteint d'une affection matérielle du cœur très-caractérisée, avec saignements de nez fréquents, ce qui prouve une gêne de là circulation déjà très-notable ; tous les efforts lui sont pénibles, et il s'essouffle vite à marcher : tel est, en deux mots, son état en arrivant.

A la fin du traitement, il se trouvait si bien que, se croyant entièrement débarassé de son affection, il voulait partir, disait-il, « pour aller à la chasse. »

. Certes, le malade ne fut pas guéri, comme cela, du premier coup : il fallut revenir ; à l'heure qu'il est, son cœur fonctionne passablement pour lui permettre de vivre à peu près de la vie commune.

Ce n'est pas en deux mois que l'on se débarrasse d'une pareille maladie, intéressant à la fois la fonction et l'organe lui-même ; il se serait passé là un phénomène qui, sans doute, a eu peu de précédents, mais il avait éprouvé, comme ceux que je viens de citer, une amélioration remarquablement rapide dès le début.

Nous devons ajouter que les affections du cœur moins avancées, où il n'y a pas altération matérielle notable de l'organe, fournissent bien plus souvent, et même l'immense majorité des cas où les signes de guérison restent durables.

Ces malades buvaient de l'eau de Salies, qui contient $0^{gr}002$ d'arséniate de soude, ainsi que la plupart des autres sources.

Ces quelques détails seront suffisants, je crois, pour montrer comment la clinique, qui ne trompe jamais celui qui veut bien l'interroger, me fournit un guide des plus sûrs.

Le lecteur a pu lire dans l'introduction l'exposition des différents travaux entrepris, dès le commencement, d'après ces données fournies par l'étude de l'action des eaux sur les maladies. Tel est le résultat que nous fournissait bientôt l'analyse chimique.

CHAPITRE II.

SOURCES MINÉRALES.

Bagnères-de-Bigorre, comme on le sait, est un chef-lieu d'arrondissement des Hautes-Pyrénées, situé à l'entrée de la vallée de Campan, à une altitude de 527 mètres ; et, s'il est difficile d'en faire une véritable station d'hiver pour les malades dans les conditions présentes, on doit reconnaître, cependant, que son climat est particulièrement favorable aux gens souffrants, à l'abri des variations brusques de chaleur et de froid, qui se font sentir dans les gorges profondes où se trouvent installées la plupart des stations thermales.

La douceur de la température estivale et hivernale est telle à Bagnères, qu'elle y attire un nombre important de personnes non malades qui viennent, en villégiature, jouir de la belle saison.

Les sources minérales jaillissent en grand nombre à la base du mont Olivet, auquel est adossé le grand établissement thermal qui les reçoit en partie ; mais, en outre, un certain nombre de leurs griffons sont répandus jusque dans les rues de la ville, où elles sont exploitées dans une quinzaine d'établissements particuliers. Les thermes de Salut sont situés à un kilomètre de ce groupe.

Ces sources sont thermales et arsenicales.

La station d'eaux minérales de Bagnères comprend surtout, au point de vue du nombre, des sources salines arsenicales qui retirent de l'arsenic les conditions si importantes de leur efficacité, au même titre que la Bourboule, Plombières et le Mont-Dore.

Mais elle n'est pas dépourvue, non plus, de cette classe importante d'eaux sulfurées sodiques, qui se présentent en majorité dans ces contrées du sud de la France, comme aux Eaux-Bonnes, à Luchon.

Avec sa magnifique source sulfureuse de Labassère, Bagnères-de-Bigorre n'a point à envier la belle source de la Raillère à Cauterets.

Cette station thermale, si largement dotée, comprend encore des eaux ferrugineuses proprement dites, au nombre de cinq, qui, depuis longtemps, forment un groupe particulier, mais dont l'importance s'est augmentée encore par la découverte de deux sources nouvelles, dont il faut tenir le plus grand compte.

La température de ces différentes sources minérales, au nombre de plus de cinquante, parcourt une échelle thermométrique qui s'étend de 13° à 51°.

L'hydrothérapie est l'application méthodique et rationnelle de l'eau froide, soit pour amener la guérison de certaines maladies, soit simplement dans un but hygiénique, pour fortifier les constitutions affaiblies, ou bien encore comme moyen prophylactique. Pour arriver à ce résultat, il faut de l'eau de source particulièrement pure, dont la température ne puisse changer qu'au gré de la personne qui l'emploie.

Les salles d'hydrothérapie, les instruments de douches doivent être parfaitement appropriés à cet usage, et aussi variés que le besoin l'exige.

Peu de médications peuvent rendre d'aussi grands services; mais dans des mains imprudentes, peu de moyens peuvent devenir tout à coup aussi funestes.

Les douches froides se donnent avec la magnifique source de la Sarre, qui alimente toutes les fontaines de la ville.

Cette eau est d'une limpidité et d'une fraîcheur remarquables; d'un autre côté, son goût est si délicat, qu'elle constitue pour les étrangers un des grands attraits de la table à Bagnères. — Six grandes salles de douches fonctionnent avec l'eau froide de la Sarre, dont la température est à 9°; elle peut être élevée, suivant les besoins, par des tuyaux de raccord avec l'eau thermale.

Trois groupes d'eaux minérales bien tranchés comprennent donc la médication de cette station thermale ; ce sont :

A. Les sources salines arsenicales ;

B. Les sources sulfureuses ;

C. Les eaux ferrugineuses.

D. La source froide non minérale de la Sarre est employée au traitement hydrothérapique proprement dit, ou par l'eau froide.

§§§

SOURCES SALINES ARSENICALES THERMALES.

Les sources salines arsenicales qui caractérisent la station, étant de beaucoup les plus nombreuses, possèdent une température qui s'étend de 30° à 51° centigrades. Elles ont une réaction alcaline au papier de tournesol.

Elles contiennent généralement, par litre d'eau minérale, *de un à deux milligrammes de principe arsenical.*

La quantité de sels neutres et de chlorures que quelques-unes possèdent, en proportion un peu plus forte, les rend légèrement laxatives ; d'autres perdent à peu près la propriété d'augmenter les sécrétions intestinales pour devenir bientôt, ou dès le début, plus spécialement diurétiques.

Leur action se porte sur les organes génito-urinaires, et la sécrétion de l'urine se trouve augmentée dans des proportions qui ne laissent pas que d'étonner les malades, au point de les importuner quelquefois.

Quelques sources contiennent seulement des traces de fer, mais d'autres laissent sur leur parcours un dépôt de couleur de rouille : c'est un composé ferrugineux : elles possèdent en effet *un centigramme de bicarbonate de fer*.

Les bains déterminent des phénomènes généraux de sédation reconstituante ; ils sont toniques et modificateurs des surfaces.

L'eau de Bagnères est limpide, incolore, inodore et d'un goût légèrement amer et styptique ; elle contient les principes suivants :

Gaz : azote, acide carbonique, oxygène ; substances fixes, $2^{gr}757$, de minéralisation ; chlorures de magnésium, de solium, $0^{gr}215$; sulfates de chaux, $1^{gr}670$, de magnésie, $0^{gr}555$, de soude, $0^{gr}033$; bicarbonates de chaux, $0^{gr}107$, de soude, $0^{gr}105$, de fer, $0^{gr}008$, de magnésie, $0^{gr}017$; arséniate de soude, $0^{gr}0023$; phosphate de chaux et d'alumine, $0^{gr}007$; silicate de chaux, $0^{gr}039$; lithine, manganèse, cuivre, fluorure de calcium ; matière organique, traces.

Placées par quelques auteurs dans la classe des eaux salines, par M. Durand-Fardel dans celle des sulfaltées calciques, nous savons aujourd'hui à quoi nous en tenir et ce qu'il faut ajouter à cette expression. Nous devons comprendre, en effet, que c'est au même titre que la Bourboule, placée par cet auteur dans la classe des eaux chlorurées, et le Mont-Dore dans celle des bicarbonatées ; il en est de même pour Bagnères-de-Bigorre dans la classe des salines ou sulfatées calciques, expression qui détermine dans ces eaux minérales le caractère général de la partie de la minéralisation qui n'est pas arsenicale. Elle indique encore quelle est la nature des modifications physiologiques qu'elles peuvent faire naître dans l'économie, pour seconder l'action de l'arsenic ou le déterminer vers certains organes, afin qu'il aille, en quelque sorte, y appliquer plus particulièrement son action.

Voici les déterminations physiologiques des eaux salines de Bagnères :

1º Sédatives toniques ; 2º laxatives ; 3º diurétiques, les unes et les autres avec ou sans fer.

Mais ce n'est pas tout ; les sources thermales de Bagnères, contenant encore deux milligrammes de principe arsenical (arséniate de soude) par litre d'eau, diffèrent, à ce titre surtout, des eaux sulfureuses pyrénéennes qui les avoisinent. Celles-ci, pour guérir, emprunteront aux sulfures un mode d'action qui procède nécessairement de l'excitation générale de l'économie ; celles-là, de nature différente, devront à l'arsenic qui les minéralise une médication plus profonde, c'est-à-dire spécifique, sédative du système nerveux, reconstituante de l'économie et altérante des causes morbides ou de leurs produits.

NOMS DES THERMES, ET TEMPÉRATURE DES SOURCES :

Groupe de la Montagne.

THERMES DE LA VILLE.	TEMPÉRATURES.
Source de Salies.	51,30
id. Dauphin.	48,80
id. La Reine.	46,50
id. Roc-de-Lannes.	47,80
id. Saint-Roch.	41,20
id. La Rampe.	42,80
id. Le Foulon.	35,00
id. Le Platane.	31,00
id. Les Yeux.	32,00
Fontaine nouvelle.	37,00
Sources romaines, nᵒˢ 1, 2, 3, 4, 5, etc.	41 à 48
THERMES Cazaux.	51,37
id. Belle-Vue-la-Reine.	46,50
id. Théas.	51.25 — 38,50 — 23

Groupe de la Plaine.

THERMES Mora.	50 — 32
id. Lasserre.	48 — 38,80 — 19
id. Pinac. . 41,60 — 32,50 — 35 — 33,50 — 42
id. Frascati. . . . . 40,50 — 38,50
id. Petit-Bain. . . . 46,50 — 25 — 42,30
id. Versailles. . . . . 35 — 32
id. Carrère-Lannes. . . . . 34,50 — 32
id. Petit-Baréges. . . . . . 35 — 28,50
id. Grand-Pré. . . . . 35 — 22
id. Santé. . . . . 32 — 27
Id. Daignoux. 51

Groupe de Salut.

Source de la Montagne.	33
id. de l'Intérieur.	32,50
id. de la Pompe.	32

Quelques-unes des sources qui forment le premier groupe, ou groupe de la Montagne, sont moins sédatives, surtout les plus chaudes, que celles des autres groupes ; certaines même sont franchement stimulantes : elles contiennent généralement plus de fer.

§§

Rapports géologiques des eaux. — *Arséniure de fer du pic d'Arbizon.* — J'ai cherché à me rendre compte géologiquement, autant qu'il était possible, de la cause de la minéralisation arsénicale des eaux de Bagnères.

Les sources de cette station, qui se font jour au travers des terrains secondaires jurassiques et crétacés, ont pour roches congénères (1) l'ophite (2). La plupart émergent, en effet, du sein de cette roche ignée, et lui sont peut-être contemporaines. Ainsi, par exemple, le griffon de la source de Salies, qui est à 51 degrés, est l'ouverture même du sommet d'un dick d'ophite. Son éruption au travers des couches crétacées et jurassiques a donné lieu à des failles, à des fissures, qui ont été occupées par les émanations ophitiques, mais qui sont devenues aussi de véritables cheminées ascensionnelles, livant passage des lieux profonds aux eaux minérales de cette station thermale.

(1) Qui ont des relations de position et d'origine avec les eaux thermales.

(2) Roche à base de pétrosilex et de feldspath.

Quelques-unes de ces cheminées sembleraient coupées à une certaine hauteur de leur trajet, et formeraient là probablement des bassins secondaires.

Je ne connais pas la composition chimique de l'ophite, roche congénère des sources chaudes ; j'ai rencontré, à la vérité, sur le mont Olivet, du fer oligiste et des pyrites qui doivent contenir de l'arsenic, puisque les sources ferrugineuses froides qui sourdent aux environs en possèdent ; mais ce que j'ai vu de plus curieux, c'est la présence d'un filon très-considérable de sulfo-arséniure de fer, mis récemment à découvert dans les flancs du pic d'Arbizon, montagne rapprochée de Bagnères. M. Frossard, géologue distingué, en possède un magnifique échantillon ; ce savant a brisé devant moi un fragment de cette roche qu'il m'a donné comme spécimen.

Le pic d'Arbizon est formé de roches de l'époque Cambrienne.

On peut donc admettre que les eaux thermales salines arsenicales de Bagnères puisent leur minéralisation arsenicale dans les émanations d'ophites qui en étaient imprégnées, ou bien qu'elles s'enrichissent, surtout, en traversant des roches très-fournies en substances métalliques, réunies en filon, dont nous avons l'image dans le voisinage.

§§

RECHERCHES CHIMIQUES (1).

ANALYSE EXPÉRIMENTALE.

Il résulte des recherches auxquelles nous nous sommes livré qu'un kilogramme de la source du Dauphin, prise pour type, contient les éléments ci-après :

Oxygène, azote.	quant. indét.
Acide carbonique.	0,152
Chlore.	0,122
Acide sulfurique.	1,319
Chaux.	0,770
Magnésie.	0,235
Soude.	0,080
Potasse.	traces.
Acide arsénique.	0,001
Acide phosphorique.	0,003
Acide silicique.	0,010
Oxyde de fer aluminé.	0,001
Cuivre.	traces.
Manganèse.	traces.
Lithine-fluor.	traces.
Matières organiques.	indét.
Total.	2.726

Les eaux thermo-minérales de Bagnères ramènent au bleu léger le papier de tournesol rougi par un acide ; un litre d'eau sature 0gr13 d'acide sulfurique ; elles ont donc une réaction alcaline.

(1) Motivées surtout par la recherche et le dosage de l'arsenic, ces nouvelles analyses chimiques ont été faites avec la collaboration de M. Isambert, professeur de chimie à la Faculté des sciences de Poitiers, ex-sous-directeur du laboratoire de chimie à l'École normale supérieure de Paris.

Les éléments chimiques groupés fournissent l'analyse rationnelle suivante :

Source du Dauphin.

EAU : 1 LITRE.

Chlorure de magnésium. . . . . . }	0,215
— de sodium. . . . . . }	
— de potassium.	traces.
Sulfate de chaux.	1,670
— de magnésie.	0,555
— de soude.	0,033
Bicarbonate de chaux.	0,107
— de soude.	0,105
— de fer.	0,008
— de lithine.	traces.
— de magnésie.	0,017
— de manganèse. . . .	traces.
— de cuivre.	traces.
Arséniate de soude.	0,0015
Phosphate de chaux et d'alumine. .	0,007
Fluorure de calcium.	traces.
Silicate de chaux.	0,039
Matière organique.	indét.
Total. . . .	2,7575

En consultant le tableau précédent, on voit que l'arsenic, les phosphates, le fer et les chlorures doivent fournir à l'eau minérale une activité particulière, à laquelle prennent part les sels de magnésie, de soude, de chaux, et les silicates, qui sont en poids importants ; quant à la lithine, au cuivre, à la potasse, aux fluorures...., les quantités n'en ont pas été appréciées, mais il n'est pas douteux que leur présence ne soit très-avantageuse.

Nous ne croyons utile d'entrer dans quelques détails de l'analyse qu'au point de vue du dosage de l'arsenic contenu dans les sources thermales de Bagnères.

§

DOSAGE DE L'ARSENIC DANS LES SOURCES. — *Source du Dauphin.* — Les résidus de l'évaporation de 15 litres de l'eau de la source du Dauphin ont été traités par l'acide chlorhydrique élevé à une douce chaleur ; puis, par filtration, les composés arsenicaux ont été séparés des autres matières salines ; la liqueur traitée par l'acide sulfhydrique a fourni, après plusieurs jours de repos, un précipité abondant ; jeté sur un filtre et lavé, le résidu a été oxydé par l'acide chloreux ; nous avons obtenu. ainsi, une dissolution contenant de l'acide arsénique facilement dosable à l'état d'arséniate ammoniaco-magnésien. Cet arséniate, recueilli sur un filtre. séché et calciné avec précaution, nous a donné un poids de 0^{g}0235, ce qui indique que la source d'eau minérale du Dauphin contient par litre 0^{g}001 d'acide arsénique.

Source de Salies. — Nous avons fait l'analyse de l'eau de Salies (source de Bagnères-Bigorre), sur les bouteilles arrivées au laboratoire de la Faculté ; ces bouteilles portaient le cachet de la mairie de Bagnères ; nous avons poursuivi la recherche de l'arsenic en prenant les précautions les plus minutieuses.

En premier lieu, nous avons essayé quels résultats peut donner l'emploi combiné de l'appareil de Marsh et du nitrate d'argent. A cet effet, nous avons évaporé à siccité 18 litres d'eau additionnée de 50 grammes de soude caustique ; le résidu a été introduit dans un appareil à hydrogène, fonctionnant avec de l'acide sulfurique pur, de façon à obtenir de l'hydrogène arsénié. Le gaz a passé pendant plusieurs heures à travers de l'acide nitrique pur, et alors, dans le cas où il est imprégné d'hydrogène arsénié, il doit fixer de l'acide arsénique dans l'acide nitrique.

Une partie de cet acide azotique a été évaporée à sec, neutralisée par l'ammoniaque et desséchée ; puis nous avons traité par l'azotate d'argent : nous avons obtenu alors une coloration rouge-brique bien visible, due à l'arséniate d'argent qui s'est formé.

Après avoir ainsi reconnu à nouveau la présence de l'arsenic dans la source de Salies de Bagnères, nous avons cherché à le doser.

Une deuxième fois, nous avons donc évaporé 18 litres d'eau minérale avec 50 grammes de soude pure. L'opération terminée, nous avons pensé qu'en présence du volume assez considérable du résidu, l'emploi de l'appareil de Marsh, avec acide azotique dans un tube à boules pour retenir l'arsenic, pouvait être une cause d'erreur : une portion de l'arsenic peut être retenue au milieu du précipité qui tombe au fond du flacon. Nous avons préféré laver à plusieurs reprises le dépôt avec de l'eau acidulée par l'acide chlorhydrique pur, puis précipiter par l'hydrogène sulfuré, à une douce température. Nous avons obtenu de la sorte un dépôt jaune, peu volumineux, de sulfure d'arsenic mélangé de soufre.

Ce précipité, lavé et traité par l'acide chlorhydrique, a été oxydé par quelques cristaux de chlorate de potasse. La liqueur, étendue alors d'un peu d'eau, a été neutralisée par l'ammoniaque et filtrée, de manière à avoir une solution alcaline renfermant de l'arséniate d'ammoniaque; enfin nous avons ajouté quelques gouttes d'une solution ammoniacale d'azotate de magnésie.

Au bout de quelques jours, nous avions sur les parois du vase, et à la surface du liquide, des cristaux transparents, brillants, d'arséniate ammoniaco-magnésien.

Le précipité, recueilli sur un filtre taré, nous a donné, après lavages et dessiccation à 100 degrés, un poids de 18 milligr. d'arséniate ammoniaco-magnésien, renfermant 69 0/0 d'acide arsénique, c'est-à-dire milligr. 12,42.

Dans ces eaux alcalines, si on traduit en arséniate de soude cette quantité d'arsenic ainsi obtenue, on trouve pour résultat, par litre d'eau, gramme 0,0023. Formule : $2 NaO, HO ASO^5 + 24 HO$.

La source de Salies, à Bagnères-Bigorre, contient donc près de 2 milligr. 1/2 d'arséniate de soude par litre d'eau.

Ce dosage offre, à peu de chose près, le même

résultat que les autres ; aussi n'y a-t-il point à tenir
compte des légères différences obtenues dans les
analyses. Le fait essentiel, constant, est celui de la
présence, dans ces eaux minérales, d'une quantité
d'arsenic facilement appréciable en poids par le
chimiste, et à dose médicinale pour le médecin ;
ce qui confère à l'eau minérale la qualité arsenicale.

C'est ainsi, du reste, que M. Mialhe a cru devoir
terminer la discussion à l'occasion de mon Mémoire
de 1873 : « Il suffit, dans la pratique, de savoir que
telle ou telle eau est arsenicale ; ce fait est acquis,
et ces messieurs sont d'accord en cela. »

Nous sommes de l'avis du savant chimiste ; ce
fait est acquis, mais il y avait aussi une discussion
de procédé analytique, sur laquelle il sera peut-être
bon de revenir (1).

Les sources salines arsenicales de Bagnères sont
à la fois trop nombreuses et trop semblables les
unes aux autres pour qu'il soit utile de faire sur
chacune d'elles une analyse particulière. Cependant
nous présentons un tableau du dosage de l'arsenic
de huit sources prises dans les trois groupes qui
peuvent les diviser, par rapport à l'émergence de
leurs griffons.

(1) MM. Lefort et de Lagarde. Société d'hydrologie, 1873.

Tableau de l'arsenic contenu dans les eaux de **Bagnéres-de-Bigorre**, évalué en arséniate de soude anhydre.

		Grammes.	2 NaO, ASO⁴	Grammes.
Source de Salies	. . . . . .	Eau 1000	Arséniate de soude. .	0,0015
Id. du Dauphin.	. . . .	Eau 1000	Arséniate de soude. .	0,0015
Id. de la Reine.	. . . .	Eau 1000	Arséniate de soude. .	0,0008
Id. de Salut.	. . . . . .	Eau 1000	Arséniate de soude. .	0,0007
Id. de Cazaux.	. . . . . .	Eau 1000	Arséniate de soude. .	0,0007
Id. de Lasserre.	. . . . .	Eau 1000	Arséniate de soude. .	0,0004
Id. des Pauvres.	. . . .	Eau 1000	Arséniate de soude. .	0,0010
Id. du Roc-de-Lannes.	. . .	Eau 1000	Arséniate de soude. .	0,0013

Un litre d'eau minérale contient donc de 1 à 2 milligrammes et demi d'arséniate de soude ordinaire, ou un milligramme d'acide arsénique.

Les eaux minérales thermales de Bagnères-de-Bigorre sont, quelques-unes, très-notablement ferrugineuses ; nous avons trouvé : bicarbonate de fer, 0^{gr}010 (1).

§

Agents de la médication des eaux salines arsenicales de Bagnères. — Les eaux minérales salines arsenicales de Bagnères vont donc permettre deux sortes de médication : l'une spécifique, qu'elles doivent à l'arsenic, anti-diathésique de l'*herpétisme*, comme on a coutume de l'entendre du mercure pour la syphilis, de l'huile de foie de morue, c'est-à-dire l'iode, le brome, le phosphore mélangé aux chlorures, dans la *scrofule;* l'autre, que j'appellerai *commune*, non spécifique dans la même mesure et cependant également précieuse, est due à la minéralisation saline qui imprime à l'eau un cachet particulier, agissant par l'ensemble de la minéralisation unie à la thermalité. Cette minéralisation est sulfatée, chlorurée et assez ferrugineuse pour que la majorité des sources laissent sur leur parcours des dépôts ocracés abondants ; les carbonates, les silicates, les phosphates, des quantités non appréciées de lithine et de cuivre, de manganèse et de fluorures complètent cette minéralisation à réaction alcaline. Par là, elles acquièrent des propriétés qui ne doivent pas être sans influence sur le sérum du sang, puisqu'elles en possèdent les éléments assemblés ; mais leurs effets physiologiques

(1) Dans l'analyse de M. Filhol, le fer est à l'état d'oxyde.

apparents les présentent comme sédatives reconstituantes, légèrement laxatives et fortement diurétiques ; ce sont les vieilles propriétés de Bagnères et leurs actions sensibles, celles auxquelles les malades venaient se soumettre depuis des temps très-reculés.

Qu'on me permette, en dehors de l'application spéciale des arsenicaux, de faire remarquer les secours que l'on doit attendre d'une eau thermale qui contient de l'arsenic, quand elle purge légèrement et qu'elle a une action sur la sécrétion urinaire, dans les maladies du tube digestif, de la vessie et des reins; ce sont aussi les conditions des dépuratifs.

Si maintenant nous passons aux effets sédatifs reconstituants, observés comme phénomènes généraux chez les malades qui prennent ces eaux, et dus également au liquide minéral dans son ensemble, on concevra facilement les applications thérapeutiques que l'on retire de ces dernières qualités dans les affections de matrice, la chloro-anémie, les névroses douloureuses, convulsives ou avec paralysies, la gastralgie, le rhumatisme et les affections irritables de la peau, lorsque surtout ces affections seront greffées sur un fond herpétique. Enfin une eau tempérante et arsenicale explique l'action d'un traitement très-approprié aux catarrheux, aux asthmatiques, aux affections névrosiques du cœur, et aux phthisiques sujets aux fluxions sanguines.

Les qualités de l'eau que j'ai appelées communes

recevront un secours puissant de l'action arsenicale, et réciproquement, car la minéralisation secondaire toute seule ne ferait que blanchir le malade, sans qu'il lui fût possible d'amener une guérison durable.

Il est nécessaire qu'une médication plus profonde vienne altérer la source même du mal pour l'éteindre : c'est la part de l'arsenic. D'un autre côté, celui-ci aurait moins d'action s'il n'était aidé par des modifications physiologiques se passant dans les organes sur lesquels s'est portée la diathèse : c'est la part de la médication commune.

D'après ce qui précède, il devient également facile de déterminer le choix des tumeurs et des plaies qui peuvent profiter avec avantage de la balnéothérapie des sources thermales de Bagnères. Je rappelle, en terminant, que cette station possède l'eau sulfureuse de Labassère et des sources ferrugineuses froides.

Comme eaux salines arsenicales, les sources de Bagnères doivent être placées après celles de la Bourboule. Moins minéralisées que les sources de cette dernière station, elles ont une action moins excitante sur l'économie, elles sont plus sédatives ; c'est donc l'utilité, en plus ou en moins, de la stimulation chez le sujet qui indiquera le choix entre ces deux stations thermales.

Il faut donc conclure que la minéralisation arsenicale des eaux de Bagnères leur assigne une place entre la Bourboule d'une part, Plombières et le Mont-Dore d'autre part.

Si, pour nous donner une idée du rôle que peut jouer l'arsenic dans les eaux minérales de Bagnères, nous recherchons dans les livres de thérapeutique les différents emplois que l'on fait de cet agent dans les maladies internes, nous tombons dans une profusion de faits de toute nature que la science moderne vient d'acquérir. M. Delioux de Savignac, dans le *Nouveau Dictionnaire des sciences médicales*, en a présenté une synthèse remarquable que nous allons lui emprunter :

« Nous croyons, dès à présent, et sous réserve de tout attribut nouveau que l'expérience lui découvrirait, qu'il faut compter avec l'arsenic, en tant qu'agent pharmaco-dynamique (dose médicale), sur de grandes catégories d'effets thérapeutiques dépendant de son double pouvoir d'être :

» 1° Un modificateur spécial du système nerveux, excitant ou paralysant selon la dose, avec électivité d'action sur la portion ganglionnaire de ce système, l'électivité d'action sur certains organes : organes digestifs, organes respiratoires, organes locomoteurs, organes génito-urinaires, peau, vaisseaux capillaires, passant par les nerfs ganglionnaires qui s'y rendent ;

» 2° Un altérant, déterminant, à ce titre, dans le sang et dans les humeurs qui en résultent, des mutations spéciales. Dire et comprendre comment, à ces élaborations vicieuses des humeurs, succèdent des élaborations devenues normales; comment les genèses pathologiques s'arrêtent et résolvent leurs produits ; comment encore un état herpétique ou virulent s'amende et disparaît : tout cela est pour le moment au-dessus des efforts d'interprétation de la science ; nous savons seulement que ces résultats sont accessibles, et c'est à l'action altérante, de quelque manière qu'elle soit entendue, qu'ils sont généralement imputés (1). »

§

Cependant l'idée de croire que toute l'action de l'eau minérale gît dans un seul élément est loin de ma pensée ; les eaux minérales forment un tout ayant une autonomie complète, un mode d'action particulier à l'ensemble.

Si les eaux de Bagnères contiennent un spécifique, comme toutes les eaux minérales, elles agissent avec les qualités provenant de l'ensemble de la minéralisation, inimitable artificiellement. L'éco-

NOTE.— (1) Toutefois il n'y a nulle parité à établir entre une solution arsenicale pharmaceutique et les eaux salines arsenicales de Bagnères ; on pourrait peut-être, selon moi, expliquer l'activité particulière du principe arsenical des eaux minérales dans les maladies, en admettant qu'il s'y trouve constamment plus ou moins à l'état de corps naissant, par suite de compositions et de décompositions incessantes. On sait que ces conditions développent, chez les corps qui en sont l'objet, des qualités bien plus actives que celles qu'ils nous présentent à l'état de formation et de stabilité, comme les fournit la pharmacie.

L'arséniate de soude pharmaceutique se donne, dans les maladies chroniques, depuis 1/2 milligramme jusqu'à 1 et 2 centigrammes, dose qu'il ne faut jamais dépasser, si on veut conserver la tolérance.

nomie trouve ainsi, dans la composition générale
de l'eau, des corps qui, certes, sont des auxiliaires
des plus utiles à l'élément principal pour guérir. Il
en résulte une unité d'action qui modifie la maladie
d'une certaine manière, et qui, cette fois, peut
devenir efficace ; ôtez un seul de ces éléments, et
l'eau minérale devient différente.

Dans d'autres cas, les effets de la médication
s'ajoutent les uns aux autres, et la résultante n'en
saurait être calculée.

Un exemple nous fera comprendre :

Comment faire séparément, dans les eaux de
Bagnères, la part exacte qui revient à l'arsenic, aux
chlorures, au phosphore, à la chaux et au fer, dans
le lymphatisme, la scrofule, les débilités et toutes
les affections qui en dérivent ; d'autant plus que
toutes les actions thérapeutiques de ces différents
éléments minéraux tendent vers un même but : la
reconstitution de l'économie.

Il faut, bien entendu, qu'il y ait, de ces corps, des
poids que peut apprécier la saine médecine ; à ce
propos, nous avons l'intention de nous occuper
plus tard du phosphore contenu dans les eaux de
Bagnères, élément dont on ne tient peut-être pas
assez compte. La quantité de cet agent est en effet
considérable : il y a en moyenne $0^{gr}003$ d'acide
phosphorique.

Les eaux salines arsenicales de Bagnères, au
point de vue de leur action générale, se divisent
donc ainsi qu'il suit :

Sédatives toniques : Salut, le Foulon, le Platane, les Yeux, Santé, Pinac, Versailles, Grand-Pré, Carrère-Lannes, Petit-Baréges, Fontaine-Nouvelle.

Stimulantes reconstituantes : Salies, le Dauphin, la Reine, Saint-Roch, Cazaux, Daignoux, Théas, Frascati, Mora, Bellevue-la-Reine, Pinac, Petit-Bain, Lasserre.

Laxatives légères : Lasserre, Salies, la Reine, Daignoux, Frascati.

Diurétiques : Salut, Santé, la Reine, Frascati, Grand-Pré, Carrère-Lannes.

Cependant, quoique ces eaux puissent être comprises dans trois groupes, bien d'autres particularités leur sont propres, qui ne sauraient être décrites ici avec fruit. Quelques exemples indiqués brièvement vont nous faire comprendre.

L'eau de Salies calme rapidement l'hyperesthésie de la peau, et modifie les surfaces sécrétantes ; prise à l'intérieur, elle a une action plus prononcée sur les voies respiratoires et sur le cœur.

La Reine est laxative et diurétique au commencement, mais bientôt l'urine seule est augmentée ; elle est aussi tonique, stimulante et reconstituante.

L'eau de Lasserre est plus sûrement laxative que celle des autres sources, et, chose singulière, mais très-explicable, elle agit contre les constipations et fait cesser également la diarrhée ; elle calme les névropathies du tube intestinal et de ses annexes ; il y a dans sa manière d'agir un mode d'action différent de celui de l'irritation substitutive, et il faut invoquer, pour expliquer ses effets, une sédation spéciale sur la contractilité, l'innervation et la circulation du tube digestif. Il est rationnel d'attribuer ces phénomènes sédatifs à sa minéralisation légère en arsenic; l'action de cette eau minérale sur les flux hémorrhoïdaux est renommée dans la contrée à juste titre.

L'eau de Salut, sédative tonique à un degré remarquable, est celle dont l'action se fait sentir avec le plus d'intensité sur les organes génito-urinaires; M. Lemonier avait consacré dans son livre plusieurs articles à cette remarque. Elle est très-diurétique; aussi les affections calculeuses et catarrhales des voies urinaires sont-elles pour cette source une application légitime. Les métrites chroniques, les affections catarrhales du col de la matrice et les diverses névropathies et névroses, contre lesquelles cette eau jouit, dans le Midi, d'une réputation si considérable, doivent, ce me semble, se déduire de sa minéralisation arsenicale, car ces affections ont, le plus souvent, pour cause la diathèse herpétique. Il résulte, en effet, d'un grand nombre de travaux modernes que l'arsenic, étant le médicament spécial de cette maladie constitutionnelle, convient à toutes ces affections dont elle est le germe.

L'eau de la source de Santé semble des plus appropriées à une action sédative très-franche sur la membrane de l'estomac, comme dans la gastral-

gic et les spasmes qui s'élèvent de la région épi-
gastrique.

Certaines eaux, comme celles de Pinac et de Versailles, produisent quelquefois le phénomène de la
poussée, quoique à une température douce, sans
cesser pour cela d'être sédatives ; d'autres anime-
ront la circulation de la peau avec un peu d'excitation générale.

*Les bains pris à toutes ces sources sont alca-
lins* (1). On peut exprimer leur action topique en
disant qu'ils sont *sédatifs, toniques, astringents* et
modificateurs de surfaces.

§§§

Sources sulfureuses. — Sources ferrugineuses.

La station thermale de Bagnères-de-Bigorre
comprend aussi des eaux sulfureuses et des eaux
ferrugineuses.

Les sources sulfureuses sont au nombre de trois :

LABASSÈRE,   MORA ,   PINAC.

La plus importante est celle de Labassère, qui
contient 0ᵍʳ046 de sulfure de sodium (Filhol) : elle
est donc une des plus minéralisées des Pyrénées (2).

NOTE. — (1) Cette expérience a été faite concurremment avec
des eaux de Vichy, du Mont-Dore et de Bagnères-de-Bigorre. L'alca-
linité de Bagnères semblerait assez égale à celle du Mont-Dore.
Vichy ramène le papier de tournesol au bleu foncé.

(2) Wurtz, *Chimie médicale*, p. 113.

Comme Bonnes, elle contient un iodure alcalin. Des médecins et des chimistes éminents se sont occupés de ses qualités chimiques et thérapeutiques. M. Cazalas, médecin inspecteur de l'armée, en a fait le sujet d'une monographie fort importante ; M. le professeur Gintrac, de Bordeaux, ainsi que plusieurs praticiens, l'ont prise également pour objet de leurs travaux ; enfin, MM. Poggiale et Filhol en ont fait l'analyse.

Source sulfureuse de Labassère. — Eau : un litre.

	gramme.
Carbonate de soude.	0,0232
Sulfure de sodium.	0,0464
— de fer, de cuivre et de manganèse.	traces.
Sulfate de soude.	
— de potasse.	traces.
— de chaux.	
Chlorure de sodium.	0,2058
— de potassium.	0,0036
Silicate de chaux.	0,0452
— d'alumine.	0,0007
— de magnésie.	0,0096
Alumine.	0,0048
Iode.	traces.
Matière organisée.	0,1430

0,4813

FILHOL.

L'eau sulfureuse de Labassère jouit des propriétés générales des eaux sulfurées sodiques des

Pyrénées, comme celles de Cauterets et des Eaux-Bonnes.

L'eau de Mora, dont l'importance est amoindrie par la renommée de la source de Labassère, satisfait cependant à des indications morbides bien caractérisées ; plus douce que celle-ci, elle trouve des applications nombreuses pour lesquelles l'eau de Labassère semble quelquefois trop active. Cette eau contiendrait, pour $1,000^{gr}$, $2^{c.c}098$ d'acide sulfhydrique libre (Latour).

L'eau sulfureuse de Pinac est de même nature que celle de Mora. Ces deux sources, comme celles d'Enghien, sont des sulfurées calciques, et diffèrent, par conséquent, de celles de Labassère.

La source de Gazost serait encore une nouvelle source sulfureuse, dont la villa Théas se serait approprié le débit. D'après l'analyse de M. Henry, elle serait remarquable par la quantité d'iodures et de chlorures qu'elle contient.

§§

Les sources ferrugineuses sont au nombre de quatre ; leurs analyses ont été faites par MM. Filhol, O. Henry ; elles contiennent des traces d'iode, et jouissent également des propriétés générales des eaux martiales. Elles portent les noms suivants :

ANGOULÈME,   DU Dr LAVIGNE,
BRAUHAUBANT,   GRAND-PRÉ.
ROUSSE,

L'analyse de la source Brauhaubant, faite par Ossian Henry, indique $0^{gr}020$ de carbonate de fer par litre d'eau; celle de Rousse, $0^{gr}027$.

L'analyse de la source d'Angoulême a été faite par MM. Filhol et O. Henry. Les chiffres donnés par ces deux chimistes sont un peu différents; il serait même nécessaire que l'on fît une nouvelle analyse, si l'on veut connaître exactement le poids du fer qu'elle contient, ce qui, selon nous, est assez peu utile, le goût étant très-suffisant pour apprécier les qualités martiales de ces eaux. Le captage de cette eau minérale a été refait; son goût styptique, qui avait sensiblement baissé par suite de quelques mélanges avec des eaux d'infiltrations pluviales, a augmenté d'intensité; sa minéralisation doit donc s'être accrue en proportions notables: de là l'utilité d'une nouvelle analyse.

La source Lavigne nous paraît être une des plus minéralisées: nous nous sommes assuré qu'elle précipite abondamment par la solution de noix de galle; elle est très-ferrugineuse.

La source ferrugineuse du Grand-Pré est appelée à prendre un développement rapide; sa situation sur le chemin de Salut, que l'on peut atteindre sans sortir de la ville et en marchant sur une surface plane, offre des conditions particulièrement avantageuses pour certains malades.

Les réactifs accusent dans cette source un précipité ferrugineux des plus abondants.

Source ferrugineuse. — Eau : un litre.

Acide carbonique libre. . . . . . petite quantité.

	gramme.
Bicarbonate de chaux. . . . . . } de magnésie. . . . }	0,0190
— de fer. . . . . . . } Crénate de fer. . . . . . . }	0,0270
Sel de potasse.	0,0375
Silice. . . . . } Alumine. . . . . }	0,0200
Matière organique.	traces.
Arsenic trouvé dans le dépôt. . .	non cherché.
	0,0965

O. HENRY, 1843.

CHAPITRE III.

MODE D'ADMINISTRATION DES EAUX. — CLIMAT.

Les sources de Bagnères, salino-arsenicales, sulfureuses et ferrugineuses, s'administrent en boisson, en bains, en douches, en pulvérisation et en vapeur. Un vaporarium complet et des salles d'hydrothérapie concourent efficacement à la cure de l'eau minérale.

Située sur l'Adour, à l'entrée de la vallée de Campan, Bagnères est à l'abri du climat des gorges profondes, avec ses brusques variations de chaleur et de froid ; l'air est constamment calme, et la douceur de sa température estivale et hivernale lui attire un nombre important de personnes non malades, qui viennent en villégiature jouir de la belle saison. Plus tard, des familles anglaises les remplacent et en font une station d'hiver.

La ville est bâtie au pied du revers occidental de la chaine, à une altitude de 527 mètres. De Bagnères, on peut atteindre le sommet du pic du Midi en cinq heures ; il est élevé de 2,877 mètres au-dessus du niveau de la mer.

Des établissements hydrothérapiques. — « Il est
» très-regrettable, disait Scoutetten en 1843, que
» les établissements fondés en France ne soient
» pas dans des conditions propres à favoriser
» l'action du traitement. Situés dans la plaine, ils
» sont privés d'eau de source ; il leur manque aussi
» cet air pur et léger qui active les fonctions respi-
» ratoires et assimilatrices. N'oublions pas, en
» outre, qu'il faut un terrain accidenté pour les
» promenades, et qu'il convient de rechercher,
» autant que possible, les sites agréables et impo-
» sants. »

L'hydrothérapie, comme l'enseigne Fleury, n'est qu'une branche de la *thérapeutique fonctionnelle* de la *physiologie curative.* Il suffit de réfléchir un moment aux agents par lesquels et sur lesquels s'exerce son action pour comprendre combien il importe de faire concourir au traitement les *modificateurs hygiéniques* les plus favorables à l'exercice régulier de toutes les fonctions, et, tout d'abord, les *circumfusa.*

L'hydrothérapie la plus méthodique perd la plus grande partie de son efficacité, si elle est pratiquée dans une vallée étroite, encaissée, basse, humide ; dans une localité malsaine, palustre, occupée par des maladies endémiques, visitée par des épidémies.

Il faut à l'hydrothérapie le concours d'un *air* salubre, pur, vif, sec, incessamment renouvelé par les vents ; tel, en un mot, qu'on le rencontre sur les montagnes ou dans certaines localités — vallées ou plaines — vastes, bien aérées, à sol perméable aux eaux, à végétation abondante et robuste.

Les établissements placés dans le sein, ou très-près des grandes villes, seront toujours inférieurs à ceux qui s'élèvent au milieu d'une campagne bien choisie.

La promenade faisant partie intégrante et obligatoire du traitement hydrothérapique, il faut que le site la rende aussi attrayante que possible, mais il ne faut pas qu'un terrain trop accidenté la rende difficile, pénible, ou même impossible à un grand nombre de malades ; une belle vallée, large, coupée de prairies et de bois, bien aérée, est un excellent emplacement.

La question des *eaux* a une importance que nous avons trop nettement établie pour y revenir ici. Disons seulement qu'un établissement hydrothérapique emprunte toute sa valeur à la nature des eaux qui l'alimentent. Il faut que celles-ci réunissent toutes les qualités des meilleures eaux potables, et aient une température *constante* de 8 à 14° centigrades.

4

La situation de Bagnères est donc des plus favorables pour poursuivre avec fruit cette médication.

CHAPITRE IV.

ACTION PHYSIOLOGIQUE ET THÉRAPEUTIQUE.

Les eaux de Bagnères offrent donc, pour la cure
des maladies chroniques : 1° l'arsenic uni aux éléments salins, 2° le soufre, 3° le fer, qui répondent
à trois classes d'eaux minérales.

L'action du fer et celle du soufre dans les eaux
minérales sont bien connues ; nous allons dire quelques mots de celle de l'arsenic, qui est moins
répandue.

Dans la séance du 8 novembre 1870, l'Académie
de médecine, à l'occasion d'un rapport de M. Barth
sur l'emploi des arsenicaux dans les affections du
cœur (1), eut à émettre quelques opinions, qui
bientôt fournirent une discussion des plus instruc-
tives sur l'action de l'arsenic (2). Ce fut une bonne
fortune pour les eaux minérales arsenicales de
Bagnères.

M. Barth, notre savant maître, tout en faisant
des remarques sur le degré de curabilité possible
de certaines maladies organiques du cœur qui ont
laissé, par exemple, des valvules rigides, épaissies,
des orifices rétrécis ou insuffisamment clos, pense
que l'introduction de l'arsenic dans la pratique, et

(1) Mémoire présenté par le docteur Papillaud.

(2) *Bulletin de l'Académie de médecine,* novembre 1870, et
Gazette médicale.

notamment dans les affections cardiaques du début, les spasmes de la respiration, les cachexies et la chlorose, est une heureuse acquisition pour la science médicale.

M. Hardy affirme tout d'abord qu'il attache une grande importance aux préparations arsenicales pour combattre la chloro-anémie. L'observation clinique montre qu'elles font partie des agents de la médication reconstituante ; de là les bons effets que l'on peut en retirer dans les palpitations du cœur, causées par cet état de maladie. On connaît, du reste, l'action spéciale de ce médicament sur le poumon et le cœur.

M. Delpech indique ensuite que les composés arsenicaux donneraient d'excellents résultats dans les affections nerveuses, même pures et indépendantes d'un état chloro-anémique, telles que l'angine de poitrine, l'asthme, la gastralgie... Elles auraient une action élective et spéciale sur les organes de la digestion, de la respiration et de la circulation.

L'arsenic agirait aussi en enrayant le mouvement de dénutrition de l'organisme ; c'est, du moins, ce qui semble résulter des expériences de M. Gubler, qui s'appuie aussi sur celles de MM. Boudin, Fremy, Moutard-Martin et Hérard. Notre savant maître remarque que, d'après des faits récents et bien observés, les préparations arsenicales auraient de bons résultats dans les affections respiratoires et celles du cœur ; elles combattraient aussi certains états pathologiques de la membrane muqueuse de l'estomac. M. Briquet a remarqué que l'arséniate de soude, introduit dans le torrent circulatoire, fait baisser la tension artérielle mesurée au moyen d'un instrument : il est sédatif du cœur.

M. Sée a fréquemment observé, comme M. Raynal, l'action de l'arsenic sur la respiration, et ses bons effets sur les maladies des organes qui concourent à cette fonction. Enfin l'arsenic agit sur les fonctions digestives ; il augmente l'appétit par une action directe sur la muqueuse stomacale.

MM. Boulay et Raynal rappellent les effets favorables de cette substance pour activer les fonctions de nutrition chez les chevaux, et leur faire reprendre de l'éclat ; par cet usage, ils auraient plus d'haleine et graviraient plus facilement des montées rapides. On ne peut mettre en doute l'action de l'acide arsénieux pour améliorer la *pousse* des chevaux.

Les jeunes paysans et paysannes de la basse Autriche font aussi usage de l'arsenic pour se procurer le teint frais et se rendre plus *volatils :* faciliter la marche ascendante.

L'arsenic étant un reconstituant, un médicament d'épargne, est indiqué par M. Sée dans tous les états de débilitation : paludisme, anémie, diabète.

Quelques membres rappellent ensuite les belles expériences et les observations du Dr Boudin, relativement aux effets sédatifs de l'arsenic sur la respiration, la circulation et le système nerveux.

M. le Dr Gubler, si autorisé en pareille matière,

après un exposé des plus brillants, termine son argumentation en admettant que l'arsenic se comporte comme s'il diminuait la combustion respiratoire et, par conséquent, le mouvement de dénutrition. Il est sédatif de la respiration.

Plusieurs expériences proprement dites, effectuées sur l'homme et les animaux, s'accordent sur ce point avec l'observation clinique.

Il pense qu'il faut reconnaître une action directe sur le système nerveux, après intussusception du métalloïde, agissant par contact ou par une action de présence. Dans l'état actuel de la science, il ne faut pas aller plus loin, afin de serrer les faits de plus près.

Le savant académicien croit que l'action sédative de l'arsenic se fait sentir en même temps sur le centre circulatoire. Les expériences de MM. Boulay, Boudin, Systach, Fremy et quelques autres en font foi; néanmoins, il est utile de continuer encore particulièrement les recherches sphygmographiques.

Enfin, il explique l'amélioration des organes de la digestion et l'accroissement de l'appétit sous l'influence des préparations arsenicales par une action particulière sur ces organes, une excitation directe de la muqueuse digestive, et par la diminution du mouvement fébrile qui entretenait l'inappétence.

Il termine en reconnaissant l'impossibilité, dans l'état actuel de la science, d'établir une théorie de l'action physiologique de l'arsenic répondant à toutes les exigences des faits connus.

Comment procède-t-il, en effet, dans son action antidiathésique contre l'herpétisme? dans les affections de la peau, de l'utérus, contre les catarrhes de la vessie ou du tube intestinal, qui sont sous l'influence de cette diathèse?

§

M. Herard (1) a rapporté les résultats, véritablement extraordinaires par leur rapidité, que semble donner la médication arsenicale dans la période la plus avancée de la phthisie pulmonaire avec fièvre hectique, consomption, tubercules ramollis et cavernes. D'abord la fièvre diminue et ne tarde pas à cesser ; puis ce sont les sueurs du matin, l'insomnie et l'excitation générale qui décroissent. A mesure que la fièvre cède, l'appétit renaît, la nutrition générale reprend de l'énergie, les forces reviennent, ainsi que l'embonpoint et la coloration des tissus. Bientôt la reconstitution générale de l'organisme rejaillit sur les lésions locales, et produit les résultats les plus remarquables. La toux, l'oppression et l'expectoration se modèrent ; les crachats deviennent muqueux; tout, enfin, révèle le travail de réparation qui s'effectue dans les bronches et les cavernes pulmonaires.

(1) Herard, médecin de l'hôpital Lariboisière, *Phthisie.*
Isnard, *De l'Arsenic dans la pathologie du système nerveux.*

Il faut dire que cela n'arrive pas toujours ainsi d'une façon aussi heureuse ; mais tel est cependant le tableau de ce qui se passe dans bon nombre de cas ; il y a de quoi tenter.

Nous devons aussi parler de l'excellent travail que M. Moutard-Martin (1) a présenté à l'Académie de médecine, dans lequel ce savant praticien réglait comme suit l'emploi de l'arsenic dans la phthisie pulmonaire :

1° La médication arsenicale a une action très-positive sur la phthisie pulmonaire ;

2° Son action est plus efficace dans la phthisie à marche lente et à forme torpide que dans les autres formes ;

. . . .

4° Dans un grand nombre de cas, même dans là phthisie avancée avec fièvre hectique, l'état général des malades est favorablement modifié pour un certain temps, qui peut être assez long ;

5° Les modifications de lésions locales ne se produisent que tardivement ;

6° Un certain nombre de guérisons doit être attribué à la médication arsenicale, qui serait plus riche en succès, si les malades ne se croyaient pas trop tôt guéris et avaient plus de persévérance ;

7° Pour être efficace, il faut que le traitement soit longtemps continué ;

(1) Moutard-Martin : Mémoire présenté à l'Académie de médecine en 1868, à l'appui de sa candidature.

8° L'arsenic doit être administré à doses extrêmement fractionnées ;

. . . .

11° Quand on ne dépasse pas la dose de deux centigrammes par jour (qui, pour l'auteur, est la dose la plus élevée), la tolérance peut être indéfinie :

12° L'action la plus manifeste de la médication arsenicale est une action reconstituante et secondairement modificatrice de la lésion pulmonaire ; peut-être même l'arsenic a-t-il une action directe sur le tissu pulmonaire lui-même et sur le tubercule (1).

Dans notre première édition, nous nous étions contenté de citer les travaux de ces médecins et savants si distingués ; nous avons préféré, cette fois, parler un peu de leurs expériences, si encourageantes au double point de vue des malades et du traitement d'une maladie qui n'était que trop souvent au-dessus des ressources de l'art.

A Bagnères-de-Bigorre, on peut combiner l'action de l'eau sulfureuse avec celle de l'eau saline arsenicale. Dans bon nombre de cas, nous nous sommes très-bien trouvé de la prise alternative de l'eau de Labassère et de celle de Salies : nous faisions prendre l'eau sulfureuse le matin, l'eau arsenicale le soir.

Les eaux sulfureuses font cracher du sang à certains malades ; aussi nous conseillons plutôt l'emploi alternatif de ces deux sources minérales aux

(1) Moutard-Martin, *Gazette médicale*, 1868.

personnes lymphatiques, à cónstitution torpide, réservant l'eau arsenicale seule aux malades en proie à l'hérétisme et à circulation pulmonaire irritable (1).

§§

Herpétisme, diathèse dartreuse.

De savants professeurs et praticiens, tels que Chomel, Trousseau, Pidoux (2), Guéneau de Mussy (3), Monneret (4), Baumès (5), Chauffard-Gintrac; des médecins et professeurs de l'hôpital Saint-Louis, entre autres MM. Bazin (6), Hardy (7), Gibert (8) et leurs écoles, ont attribué à une cause générale, herpétisme (Bazin) ou dartres (Hardy), un bon nombre *D'AFFECTIONS NERVEUSES*, telles que : gastralgie, palpitations, asthme, nervosisme, hystérie, sciatique, migraine; *DES AFFECTIONS DES MEMBRANES MUQUEUSES*, telles que coryza accompagné d'angine granuleuse, des bronchites, des diarrhées, des constipations, des catarrhes de la vessie, des leu-

(1) Voir, pour l'action de l'arsenic dans les maladies, mon premier travail : *Recherche et action curative de l'arsenic dans l'eau de Salies*, p. 13 jusqu'à 20.

(2) Pidoux, *Annales d'hydrologie médicale*.

(3) Guéneau de Mussy, *Traité de l'angine glanduleuse*.

(4) Monneret, *Traité de pathologie interne, Métrites chroniques*.

(5) *Précis théorique et pratique sur les diathèses*.

(6) *Leçons théoriques et cliniques sur les maladies de nature arthritiques et dartreuses*, par le professeur Bazin.

(7) Hardy, *Leçons sur la dartre*.

(8) Gibert, *Revue médicale*, 1841.

corrhées, des granulations du col de la matrice, des phthisies, et des maladies du cœur de cause herpétique ; enfin *DES AFFECTIONS PARTI-CULIÈRES DE LA PEAU*, de celles surtout appelées herpétiques ou dartreuses, que l'expérience a fait reconnaître en relation de dépendances, de coïncidences presque journalières avec les précédentes : eczéma, impétigo, pityriasis, prurigo, lichen, furoncles, etc.

Ces maladies diverses ont une cause d'origine commune : cette cause, c'est le *VICE DAR-TREUX*, qui jette ses produits sur les nerfs, tantôt aussi sur les muqueuses, tantôt sur la peau; cette origine commune, *C'EST L'HERPÉTISME*, maladie constitutionnelle qui évolue dans l'économie en différentes périodes, et se manifeste par des affections nerveuses, des maladies de peau, des catarrhes ou diverses affections chroniques des muqueuses, d'où résultent un grand nombre de maladies viscérales graves, telles que des genèses pathologiques hétéromorphes et des hydropisies.

Si quelques dissidences existent encore pour l'interprétation diathésique de quelques-unes de ces affections, il résulte tout au moins, d'un grand nombre de travaux modernes, que l'arsenic convient à toutes (1). Ce sont ces maladies, le plus

(1) *Dictionnaire encyclopédique des sciences médicales*, 1866.
Dictionnaire de médecine et de chirurgie pratique, 1865.
Réveil, *Formulaire raisonné des médicaments nouveaux*, 1865.
Trousseau et Pidoux, *Traité de thérapeutique*, 1868.
Gubler, *Commentaires thérapeutiques sur le Codex*, 1868.

souvent légères au début, mais qui ne tarde-
ront pas à devenir rebelles lorsque l'herpétisme se
sera emparé de l'économie entière comme de son
domaine, que les eaux minérales de Bagnères ont
pour effet de guérir, sans doute, par la dominante
de leur minéralisation, l'arsenic.

§§

Il est admis, à peu près par tout le monde aujourd'hui, que l'immense majorité des maladies
chroniques ne doivent cette propriété de ne point
marcher à la guérison qu'à des conditions diathésiques dont l'influence semble les perpétuer : c'est
alors que l'on s'adresse aux eaux minérales; mais,
ainsi que le fait remarquer le professeur Bazin, on
ne devra pas se contenter de préconiser les eaux
sulfureuses et arsenicales contre l'eczéma, mais il
faudra savoir si cette affection est scrofuleuse, herpétique ou arthritique.

En appliquant ces doctrines à l'examen des propriétés thérapeutiques des eaux minérales, le
médecin de Saint-Louis formule l'emploi des eaux
ainsi qu'il suit (1) :

1° Les eaux alcalines sont efficaces dans les affections arthritiques ou rhumatismales;

2° Il faut administrer les eaux arsenicales dans
les affections herpétiques ou dartreuses;

3° Enfin, les eaux sulfureuses sont des agents éner-
giques contre les affections de nature scrofuleuse.

(1) Bazin, *loc. cit.*

§

ACTION DES EAUX MINÉRALES DE BAGNÈRES.

En résumé, l'action physiologique peut se formuler par : sédation nerveuse tonique, activité des phénomènes digestifs, facilité plus grande dans l'acte de la respiration, augmentation des secrétions et des forces musculaires ; dans quelques cas, il y a diminution des sécrétions.

Les bains apaisent la suractivité nerveuse ; ils sont toniques et déterminent sur les tissus une légère astriction. La poussée thermale, d'une manière générale, n'est pas fréquente.

Pour bien comprendre l'action des eaux salines arsenicales de Bagnères dans les maladies, il est utile de diviser les agents de la minéralisation en deux parts :

1º *L'arsenic.*

Médicament spécifique, qui s'adresse à la cause même de l'affection dans les maladies diathésiques, et dont la note dynamique et thérapeutique est très-multiple. Cet agent agit, dans les eaux de Bagnères, sur l'ensemble même de l'économie, après avoir été absorbé et par intussusception.

C'est ainsi que s'opère leur action dans l'*asthme*, la *bronchite chronique* et la *phthisie*, les *névroses*, l'*irritabilité morbide du cœur* et la *dyspepsie*.

Les eaux arsenicales, absorbées dans les voies digestives, et appliquées en bains ou en douches

localement, agiront donc, d'une part, sur la cause
de la maladie après absorption, et, d'autre part,
comme topique, par une action de contact sur les
parties malades elles-mêmes.

Telle est leur application à double effet, dans les
affections du *col de la matrice*, — de cause herpétique, — à ce point si fréquentes, que M. Guéneau
de Mussy (1) a pu dire : C'est en certaines altérations
granuleuses du col de l'utérus qu'il faut aller chercher quelquefois chez la femme la signature de la
diathèse dartreuse.

L'entente des phénomènes locaux et des phénomènes généraux fait saisir à merveille l'action de
l'eau minérale de Bagnères dans les *catarrhes de
la vessie*, dans les *douleurs névralgiques du col de
cet organe,* quelquefois si pénibles et dont la zone
douloureuse se fait sentir jusqu'au périnée et à
l'anus.

C'est encore par une double action de la part de
l'eau, absorbée dans les voies digestives et prise en
douche ascendante, que s'opère la guérison chez les
malades atteints *de constipation* ou *de diarrhée
chronique*, si souvent l'une et l'autre, causée par
le vice dartreux. Ces malades viennent, en grand
nombre, réclamer des soins à Bagnères.

Ainsi, c'est après absorption préalable de l'eau
minérale et intussusception de l'arsenic qui fait
partie de la minéralisation, que ces maladies chro-

NOTE. — (1) Guéneau de Mussy, *Angine glanduleuse.*

niques, se trouvant détruites dans leur cause même, ne se régénèrent plus : le malade est alors bien guéri.

Il en est de même pour la *chlorose* et la *dysménorrhée*.

Car, comme le dit Trousseau, combien est-il fréquent de voir des filles de parents herpétiques avoir des règles difficiles, des phénomènes d'hystérie et des symptômes d'anémie consécutive. Contre ces accidents, le fer réussit une première fois ; mais un an, dix-huit mois après, la dysménorrhée reparaît. On donne de nouveau le fer qui avait si bien réussi une première fois, mais on est tout étonné de voir que, loin d'amender les accidents, il ne fait que les accroître ; si, alors, on a recours à l'arsenic, on obtient des succès que la manifestation sur ces organes de la diathèse herpétique explique suffisamment.

Dans ces affections, les eaux de Bagnères agissent comme modificateur spécifique, comme altérant de la cause prédisposante morbide ou diathésique. C'est ainsi, nous le répétons, que l'on doit comprendre l'action, profondément efficace, de ces sources, celle qui les rend spécifiques et les met au rang des eaux médicinales les plus importantes.

Voici pour la minéralisation spécifique.

2° *Minéralisation saline.*

Les eaux de Bagnères, comme nous l'avons vu, ont aussi la minéralisation saline, qui comprend l'ensemble des éléments autres que l'arsenic; je l'appellerai commune, c'est-à-dire non spécifique comme celle de l'arsenic; difficilement elle viendrait à bout d'une cause morbide, profonde, constitutionnelle.

Cependant, cette minéralisation donne lieu à des phénomènes physiologiques importants, et peut être capable de guérir seule, lorsque la maladie n'a pas dans la constitution des racines profondes.

Un grand nombre de stations minérales ne comprennent, du reste, que ces seuls moyens curatifs.

Telle est la minéralisation que j'appelle commune, par rapport à celle de l'arsenic qui est spécifique. Les éléments minéraux qui composent cette partie saline des eaux arsenicales à Bagnères sont les chlorures, les sulfates calciques, les sels neutres, le fer, les silicates, les phosphates, les carbonates, et des traces de manganèse, de lithine, de fluor, de cuivre et de potasse.... Il est à remarquer que la minéralisation ne dépasse pas trois grammes (1). Enfin, il faut y joindre une température qui, de franchement sédative, peut s'élever jusqu'à la stimulation.

Si un certain nombre de sources thermales contiennent jusqu'à 0^{g}01 de carbonate de fer, d'autres n'en présentent que beaucoup moins; les chlorures et les sels neutres suivent à peu près la même

NOTE. — (1) Parmi ces substances, il en est qui doivent être regardées comme minéralisation spéciale, mais j'emploie l'expression *commune* pour mieux faire saisir l'expression *spécifique*.

diminution ; de telle sorte que les unes peuvent
purger avec quatre ou cinq verres d'eau minérale,
et que d'autres ne purgent point avec six ou sept
verres, leur action se portant entière sur les voies
urinaires. De telle sorte que toute une catégorie, et
c'est la plus importante, présente, comme phénomène le plus apparent, un apaisement particulier
de l'irritation et de l'hérétisme qui accompagnent
un grand nombre de maladies, tout en reconstituant et tonifiant l'économie.

Cette minéralisation saline et la température des
eaux de Bagnères leur sont sans doute des plus
nécessaires pour la manifestation de leurs trois
principales déterminations que nous avons indi-
quées, à savoir :

1° Salines sédatives reconstituantes ;

2° Salines laxatives ;

3° Salines diurétiques.

En dehors de leur action arsenicale, les eaux de
Bagnères ont donc une électivité d'action sur trois
ordres d'organes : 1° le système nerveux général :
elles apaisent, elles sont sédatives et reconstituantes à la fois ; 2° les organes uropoétiques :
elles augmentent la sécrétion urinaire; 3° elles ont
une action sur la membrane muqueuse gastro-
intestinale : elles sont légèrement laxatives.

Nous venons de voir qu'à l'article arsenic, le
nouveau dictionnaire des sciences médicales don-
nait à cet agent le pouvoir d'être : 1° un modificateur spécial du système nerveux cérébro-spinal, et

du grand sympathique avec électivité d'action sur les organes respiratoires, digestifs et génito-urinaires ; 2° un altérant déterminant dans le sang et les humeurs des mutations spéciales en vertu de quoi les genèses pathologiques s'arrêtent, résolvent leurs produits, et les diathèses s'éteignent.

Eh bien! maintenant, il est facile de comprendre comment l'arsenic et les agents de la médication saline dans les eaux de Bagnères dirigeront à merveille l'ensemble de leurs effets vers une communauté d'action et un but déterminé, dont la finale est la guérison de la maladie ou son amendement, lorsqu'elle est simple comme lorsqu'elle est de cause constitutionnelle.

§

1° L'agent spécifique, l'arsenic, agira d'abord contre la cause même du mal, et ira, au travers de l'économie, la détruire dans sa localisation même, guidé encore, s'il est utile, par un des trois déterminatifs dus à la minéralisation saline, qui sont, suivant la source : la sédation reconstituante, la diurèse ou l'effet laxatif ; et ces deux derniers phénomènes, si favorables à la dépuration de l'économie, acquerront, avec son secours, une valeur incomparable. Qui ne voit les bénéfices qu'en retirent les maladies propres aux femmes, où le système nerveux et l'anémie sont toujours en cause, comme dans les *maladies utérines*, par exemple ? Avec la lésion locale, presque toujours diathésique, se joint

5

cet ensemble de *chloro-anémie*, de *dyspepsie*, de douleurs variées, un état nerveux et d'*hérétisme* quelquefois insupportable et allant jusqu'à l'*hystérie*. Il n'est pas besoin d'ajouter que le traitement devra comprendre à la fois l'eau en boisson, en bain, en douche locale, et que, le plus souvent, l'hydrothérapie pure devra alterner avec le traitement par l'eau minérale.

2º Les agents salins, par les modifications fonctionnelles, physiologiques, qu'ils font subir aux organes pour lesquels l'eau affecte une électivité d'action particulière, réveillent et augmentent leur tonicité, dans le sens propre du mot : cette stimulation de leurs fonctions, qui exclut cependant toute irritation morbide, prépare l'action de l'arsenic, l'appelle pour ainsi dire, et la fixe sur ces organes modifiés par elle.

En dehors de leur action arsenicale profonde antidiathésique, les eaux de Bagnères déterminent donc trois phénomènes qu'elles doivent à la minéralisation saline, qui n'aurait pas une importance plus considérable qu'ailleurs, si cette minéralisation composait le tout de l'eau de Bagnères, mais qui acquiert une valeur remarquable en présence de l'arsenic, car l'action combinée de l'agent salin et de l'agent arsenical se multiplie l'une par l'autre.

§

Nous venons de montrer quel est le genre de secours que l'arsenic des eaux de Bagnères peut prêter au liquide minéral, sédatif, reconstituant par lui-même, mais produisant des modifications thérapeutiques trop passagères, lorsque l'économie est en proie à la diathèse; et l'on peut dire qu'une maladie chronique, par le fait seul de sa durée, est sous une influence diathésique dont elle est la manifestation extérieure, ou bien même la cause provocatrice dans le présent ou pour un temps prochain.

Combien de fois ne voit-on pas une altération de la peau, que l'on peut attribuer à une cause fortuite, devenir l'occasion d'affection herpétique rhumatismale ou scrofuleuse! La *peau* se prend d'abord, puis les maladies des muqueuses telles que *catarrhe vaginal, intestinal, bronchique,* lui succèdent, dont l'économie sera à jamais affectée si l'on n'emploie pas de bonne heure un modificateur profond de la constitution, tel que l'iode, l'arsenic ou les alcalins.

Par une interprétation rationnelle des faits, nous avons fait voir qu'à l'action topique, sédative, les eaux salines de Bagnères joignaient l'action élective de l'arsenic sur les nerfs de la vie de relation, et sur le nerf grand sympathique, le régulateur de la vie fonctionnelle et nutritive, et que ces deux actions combinées agissaient ensemble pour arriver à la sédation reconstituante. Nous avons parlé également de l'action reconstituante à propos des affections chloro-anémiques, dyspepsiques et névrosiques des maladies propres aux femmes;

nous avons dit que ces accidents disparaissent
promptement par l'emploi des eaux salines arsenicales ferrugineuses, ou salines arsenicales simples,
suivant le degré d'hérétisme de l'estomac qui
accepte ou refuse le fer. Il en serait de même *des
cachexies* en général, et *du diabète* en particulier. A
l'égard de cette dernière affection, nous faisons
valoir l'action combinée de l'arsenic et d'une forte
minéralisation calcique.

§

Examinons maintenant deux phénomènes propres aux eaux de Bagnères ; ce sont : 1° les effets
diurétiques de presque toutes les sources ; 2° les
effets laxatifs de quelques-unes.

Il est à remarquer que les eaux, minéralisées en
partie par le sulfate calcique, et dont on peut digérer des quantités importantes, sont efficaces dans
les affections des voies urinaires. Ce qui le prouve,
c'est que Contrexeville et Bagnères, qui ont la
même minéralisation sulfatée calcique, 1 gr. 50
centigr., sont très-diurétiques l'une et l'autre. On
choisit à Bagnères, de préférence, les sources les
moins riches en chlorures et en sels neutres,
dépourvues d'action sur le canal intestinal, et dont
les phénomènes physiologiques se portent sur les
reins et la vessie. Là encore, nous ferons remarquer le secours de l'arsenic soit dans l'affection
catarrhale de la vessie, soit dans les *douleurs
névralgiques du col* de cet organe, qui se font res-

sentir dans tout le voisinage, à l'anus comme au périnée et au bas-ventre ; soit contre les *douleurs rénales*. Si ces accidents pathologiques sont de causes *herpétiques ou rhumatismales*, ce qui est le plus fréquent à défaut d'épine locale, c'est-à-dire de calcul, — eh bien! dans ces cas-là, nous sommes convaincu que l'on arrivera difficilement à la guérison radicale sans le secours de l'arsenic.

Nous invoquons, à ce point de vue, les résultats si remarquables obtenus, dans le rhumatisme chronique, au moyen des bains arsenicaux, par M. Guéneau de Mussy, médecin à l'Hôtel-Dieu de Paris.

L'action, à la fois diurétique et reconstituante, des eaux salines arsenicales de Bagnères devra être recherchée dans les *affections goutteuses*, chez les névropathiques, arrivés rapidement à un état d'anémie et d'épuisement que n'expliquent que trop les attaques fréquentes de leur affection. Dans ces cas-là, la médication alcaline de Vichy serait des plus funestes.

Tout le monde connaît aujourd'hui les liens qui unissent la goutte, la gravelle et le rhumatisme.

L'augmentation des urines, mais surtout la tonicité nouvelle que donne aux organes uropoétiques l'usage de l'eau de Bagnères, provoquent l'expulsion des graviers, qui se trouvent comme désagrégés: on assiste, comme on l'a déjà dit, à une sorte de récurage du rein; mais, de plus, le liquide reconstituant arsenical remonte l'économie, lui donne sans l'exalter des forces pour supporter ces crises qui ont porté déjà des atteintes si graves à la santé générale ; en effet, l'appétit qui fait si souvent défaut aux graveleux et surtout aux goutteux va se rétablir.

C'est donc chez les graveleux anémiques, où existe constamment un état d'irritation quelconque, chez les goutteux névropathiques, que l'on est en droit d'espérer une guérison ou une amélioration notable par les eaux de Bagnères.

Enfin, certaines eaux de Bagnères qui contiennent encore de l'arsenic ont une troisième électivité d'action : c'est celle qui se porte sur la membrane muqueuse gastro-intestinale. Elles purgent légèrement.

On comprend tout de suite quel secours un liquide minéral, ayant une action légèrement laxative, devra prêter à l'arsenic ou attendre de sa part.

Ainsi sera rapidement fixée l'action de ce corps sur l'estomac ou sur l'intestin dans les *dyspepsies*. Les *entéralgies*, les *diarrhées*, les *constipations* de causes diathésique et herpétique trouvent encore en lui le modificateur qui va s'adresser, dans l'organisme, à cette cause générale de maladie. D'un autre côté, l'effet topique de l'eau saline, c'est-à-dire l'action purgative, vient modifier la vitalité de la muqueuse dans sa sécheresse ou son atonie, ce qui cause la constipation, son hypersécrétion morbide dans la diarrhée, ou réveiller les facultés digestives dans la dyspepsie ou l'anémie.

§§

J'ai réuni, sous forme de tableaux, la clinique de Bagnères. C'est la statistique des maladies traitées par mon père et par moi pendant une période de cinq années.

Les chiffres de chaque colonne indiquent comment s'est comportée la maladie pendant la saison thermale ; on remarque que la durée de 30 ou de 25 jours est le plus souvent trop courte pour guérir une affection chronique ; aussi le résultat des grandes améliorations et des améliorations simples indique-t-il bien mieux l'action de l'eau minérale, qui soulage dès le début, mais surtout prépare la guérison définitive, que les malades atteignent chez eux.

TABLEAUX CLINIQUES représentant les maladies traitées par l'emploi des eaux de Bagnères pendant une période de cinq ans.

NÉVROSES.

NOMS DES MALADIES.	NOMBRE DES MALADES.	GUÉRIS.	TRÈS-AMÉLIORÉS.	AMÉLIORÉS.	ÉTAT STATIONNAIRE.	AGGRAVÉS.
Hystérie.............................	28	»	14	5	6	3
Hystéralgie...........................	89	4	34	26	25	»
Nervosisme...........................	27	1	14	5	4	3
Névropathie.....	29	2	6	18	8	3
Hyperesthésie générale.	3	1	2	»	»	»
Hypocondrie..........................	12	2	8	2	»	»
Danse de Saint-Guy...................	1	»	1	»	»	»

AFFECTION UTÉRINE.

NOMS DES MALADIES.	NOMBRE DES MALADES.	GUÉRIS.	TRÈS-AMÉLIORÉS.	AMÉLIORÉS.	ÉTAT STATIONNAIRE.	AGGRAVÉS.
Aménorrhée	41	12	21	3	5	»
Catarrhe vaginal	3	2	1	»	»	»
Déviation menstruelle	6	4	1	1	»	»
Dysménorrhée	85	17	30	21	17	»
Leucorrhée	82	25	33	18	6	»
Métrite (abaissement)	4	»	2	2	»	»
Métrite granuleuse du col	42	12	12	12	6	»
Engorgement du col	14	5	5	2	2	»
Métrorrhagie	12	6	6	»	»	»
Ulcération du col	13	4	4	3	2	»

ANÉMIE. — CHLORO-ANÉMIE. — CHLOROSE.

NOMS DES MALADIES.	NOMBRE DES MALADES.	GUÉRIS.	TRÈS-AMÉLIORÉS.	AMÉLIORÉS.	ÉTAT STATIONNAIRE.	AGGRAVÉS.
Anémie..........................	82	25	40	9	8	»
Chloro-anémie..................	51	7	23	12	9	»
Chlorose......................	52	6	39	3	4	»

MALADIES DE POITRINE.

NOMS DES MALADIES.	NOMBRE DES MALADES.	GUÉRIS.	TRÈS-AMÉLIORÉS.	AMÉLIORÉS.	ÉTAT STATIONNAIRE.	AGGRAVÉS.
Asthme..........................	42	3	15	12	8	4
Bronchite chronique................	81	16	26	20	16	3
Bronchite catarrhale...............	18	4	6	6	»	2
Laryngite simple..................	30	10	11	6	3	»
Laryngite granuleuse...............	10	1	4	3	2	»
Angine chronique..................	10	5	3	2	»	»
Angine granuleuse.................	12	2	6	4	»	»
Phthisie pulmonaire................	35	»	10	11	10	4
Hémoptysie avec tubercules..........	10	»	10	»	»	»
Phthisie. laryngée.................	3	»	2	1	»	»

MALADIES DU CŒUR.

NOMS DES MALADIES.	NOMBRE DES MALADES.	GUÉRIS.	TRÈS-AMÉLIORÉS.	AMÉLIORÉS.	ÉTAT STATIONNAIRE.	AGGRAVÉS.
Affection nerveuse du cœur.............	17	9	5	3	»	»
Affection organique du cœur............	4	»	2	2	»	»
Affection du cœur avec œdème des membres.	1	»	1	»	»	»

MALADIES DE LA PEAU.

NOMS DES MALADIES.	NOMBRE DES MALADES.	GUÉRIS.	TRÈS-AMÉLIORÉS.	AMÉLIORÉS.	ÉTAT STATIONNAIRE.	AGGRAVÉS.
Eczéma..........................	66	20	20	14	10	2
Herpès..........................	5	2	3	»	»	»
Impétigo........................	6	2	2	2	»	»
Acné............................	10	2	4	2	2	»
Pellagre........................	7	1	3	1	2	»
Lichen..........................	2	1	1	»	»	»
Pitiriasis.......................	5	2	2	1	»	»
Prurigo.........................	14	4	5	3	2	»
Psoriasis........................	2	1	1	»	»	»

RHUMATISME.						
NOMS DES MALADIES.	NOMBRE DES MALADES.	GUÉRIS.	TRÈS-AMÉLIORÉS.	AMÉLIORÉS.	ÉTAT STATIONNAIRE.	AGGRAVÉS.
Rhumatisme généralisé.................	82	13	26	14	13	16
— vague.....................	139	16	54	26	27	16
— musculaire.	56	16	24	7	5	4
— nerveux....................	54	8	13	14	12	7
— articulaire.................	31	2	8	7	5	9
— goutteux...................	4	»	2	2	»	»
— fibreux....................	37	5	13	5	6	8
— sciatique rhumatismal........	6	»	2	4	»	»

NÉVRALGIE.

NOMS DES MALADIES.	NOMBRE DES MALADES.	GUÉRIS.	TRÈS-AMÉLIORÉS.	AMÉLIORÉS.	ÉTAT STATIONNAIRE.	AGGRAVÉS.
Névralgies diverses......................	72	11	23	23	15	»
Névralgie rhumatismale.................	68	4	34	16	14	»
Sciatique.............................	32	2	10	10	10	»

MALADIES GASTRO-INTESTINALES.						
NOMS DES MALADIES.	NOMBRE DES MALADES.	GUÉRIS.	TRÈS-AMÉLIORÉS.	AMÉLIORÉS.	ETAT STATIONNAIRE.	AGGRAVÉS.
Gastro-entéralgie......................	53	5	20	16	10	2
Dyspepsie............................	201	14	83	79	25	»
Gastralgie............................	236	18	78	99	34	7
Gastro-entérite.......................	45	7	19	45	»	4
Entéralgie............................	16	4	8	3	1	»
Engorgement du foie..................	3	»	1	2	»	»
Hépatalgie...........................	5	1	4	»	»	»
Constipation.........................	25	9	12	3	1	»
Diarrhées............................	12	4	5	3	»	»

AFFECTIONS DE VESSIE.

NOMS DES MALADIES.	NOMBRE DES MALADES.	GUÉRIS.	TRÈS-AMÉLIORÉS.	AMÉLIORÉS.	ÉTAT STATIONNAIRE.	AGGRAVÉS.
Catarrhe vésical......................	11	»	7	2	2	»
Gravelle............................	13	»	9	3	1	»
Névralgie du col de la vessie............	15	3	9	2	1	»
Incontinence d'urine..................	2	»	2	»	»	»

LYMPHATISME. — SCROFULE.

NOMS DES MALADIES.	NOMBRE DES MALADES.	GUÉRIS.	TRÈS-AMÉLIORÉS.	AMÉLIORÉS.	ÉTAT STATIONNAIRE.	AGGRAVÉS.
Lymphatisme..........................	23	»	16	4	3	»
Scrofules légères......................	8	»	3	3	2	»
Scrofules... { adénite............... arthrite............... ulcère................. tumeurs blanches......... caries.................	35	3	17	7	8	»

PARALYSIE.

NOMS DES MALADIES.	NOMBRE DES MALADES.	GUÉRIS.	TRÈS-AMÉLIORÉS.	AMÉLIORÉS.	ÉTAT STATIONNAIRE.	AGGRAVÉS.
Hémiplégie.	12	»	4	4	4	»
Paraplégie.	17	»	4	7	6	»
Paralysie.	8	»	2	6	»	»
Congestion encéphalique.	3	1	2	»	»	»

AFFECTIONS CHIRURGICALES.

NOMS DES MALADIES.	NOMBRE DES MALADES.	GUÉRIS.	TRÈS-AMÉLIORÉS.	AMÉLIORÉS.	ÉTAT STATIONNAIRE.	AGGRAVÉS.
Arthrite chronique......................	5	»	2	2	1	»
Carie................................	2	»	2	»	»	»
Ulcère...............................	3	1	2	»	»	»
Tumeur blanche.......................	6	»	2	2	2	»
Ophthalmie chronique des yeux..........	6	2	3	1	»	»
Blénorrhagie.........................	2	2	»	»	»	»
Epistaxis anémique....................	1	1	»	»	»	»
Hydarthrose..........................	3	2	1	»	»	»
Coryza chronique.....................	2	2	»	»	»	»
Catarrhe du conduit auditif............	6	3	3	»	»	»

CHAPITRE V.

SPÉCIALITÉS DES EAUX MINÉRALES DE BAGNÈRES.

L'étude que nous venons de faire de ces eaux nous permet d'y reconnaître :

1° Des eaux thermales salines arsenicales et ferrugineuses, qui, par leur nombre et leur débit, caractérisent la station ;

2° Trois sources sulfureuses, qu'il eût été utile de mentionner alors même qu'elles n'eussent pas compris celle de Labassère, dont l'importance peut, à elle seule, satisfaire une station thermale tout entière ;

3° Des sources ferrugineuses froides, éprouvées de vieille date et d'une grande valeur ;

4° Enfin une source froide naturelle, à 12 degrés, servant à faire de l'hydrothérapie.

Les sources salines arsenicales thermales présentent à considérer deux choses :

1° Une minéralisation spécifique ou spéciale : c'est l'arsenic, qui domine toute la médication ;

2° Une minéralisation saline, qui leur donne la propriété d'être ou laxatives, ou diurétiques, sédatives, toniques à des degrés divers.

Ce sont là les différents éléments dont se compose la médication de Bagnères ; ils nous permettront d'atteindre la guérison, et vont tous concourir au développement de la santé, spécialement dans les maladies qui suivent. Enfin, de nombreux établissements thermaux exploitent ces eaux en boissons, bains, douches, pulvérisation et en vapeur.

1° *Eaux salino-arsenicales et ferrugineuses.*

Névralgies et névroses des appareils de la digestion, de la respiration, de la circulation et du mouvement : telles que dyspepsie, — gastro-entéralgie, — asthme, — palpitation, — névralgies diverses, — sciatique, — hystérie, — chorée, — hypocondrie.

Maladies des muqueuses ou de la peau en rapport avec la diathèse dartreuse. {
Maladies de matrice.
— de vessie.
— du tube gastro-intestinal.
— de la peau.
Angine granuleuse.
Bronchite.

Maladies de la dénutrition. {
Anémie, — phthisie, — diabète.

Scrofule, rhumatisme, affection du cœur.

2° *Eaux sulfureuses.*

Bronchite chronique, — phthisie, — scrofule.

3° *Eaux ferrugineuses.*

Anémie, — chloro-anémie, — cachexie utérine.

4° *Hydrothérapie, vaporarium, pulvérisation.*

§§§

Si l'on consulte les écrits des anciens sur l'efficacité des eaux dans les maladies, on remarque que l'empirisme, qui précède souvent la science, conduisait à Bagnères, depuis de longues années, des

affections spéciales qui venaient réclamer le bénéfice de ses eaux.

Nous avons vu que, dès l'occupation de cette
partie de la Gaule par les Romains, ces thermes
devinrent importants. Évidemment, à cette époque,
la clinique dut y être fort mélangée : on venait là,
sans doute, chercher remède à tous les maux.

C'est donc vers une date proportionnellement
récente que l'expérience des succès et des revers
sut déterminer les choix ; d'un autre côté, des
médecins laborieux, enregistrant ces faits et leur
propre pratique, guidèrent l'opinion publique (1).

NOTE. — (1) Médecins auteurs qui ont écrit sur les eaux de
Bagnères, de 1650 à l'année 1800 environ :
La Guthère, Toulouse, 1659.
Jean Duclos, Acad. scienc., 1670.
Jean Moulans, Toulouse, 1685.
Descannets, *Recueil*, 1718.
Th. Bordeu, *Lettres*, 1746.
Labaig, 1750.
De Secondat, 1750.
Salaignac, Paris, 1752.
Thiéry, regent facult., Paris, 1753.
Venel et Bayen, prof., Montpellier, 1754.
Darquier, Acad. scienc., Paris, 1760.
Marcorelle, Académie, 1766.
Castelbert, Bordeaux, 1762.
D'Orbessan, président à Toulouse, 1768.
Montaut, 1771.
Campmartin, *Dict. minéral.*, 1768.
Raulin, médecin du roi, 1777.
Pinac, méd. Bagnères, an VI.
Laspale (prêtre), Bagnères.
Alibert, profess., Paris.
Patissier, *Man. eaux minér.*
Sarabeyrouze, médec., Bagnères.
Les ouvrages des auteurs plus modernes sont dans toutes les
mains ou très-connus.

La spécialité empirique des eaux de Bagnères remonte à cette époque.

Nous allons dire quelques mots des deux établissements les plus importants de la station.

- - - - -

CHAPITRE VI.

GRAND ÉTABLISSEMENT THERMAL.

Les établissements qui exploitent les sources auxquelles les malades confient le soin de les guérir sont en grand nombre à Bagnères.

Le grand établissement thermal, qui appartient à la ville, est remarquable à plusieurs titres : les sources qui l'alimentent peuvent, par la graduation de leur température et la multiplicité de leurs effets physiologiques, satisfaire à la plupart des indications thérapeutiques auxquelles conviennent spécialement les eaux salines arsenicales de Bagnères.

Cet établissement possède la source froide naturelle de la Sarre, ce qui permet d'employer les méthodes de l'hydrothérapie rationnelle, excellent adjuvant des eaux minérales thermales, surtout dans les maladies des femmes et les paralysies. On peut, s'il est utile, élever la température de cette eau naturelle au moyen de raccord avec l'eau thermale.

Cet établissement comprend les sources de la Reine, de Saint-Roch, du Dauphin, du Roc-de-Lannes, du Platane, de la Rampe, du Foulon et des

Yeux. Ces eaux sont exploitées à trois étages différents, en rapport avec l'élévation des griffons qui
sortent de la montagne.

Les sources inférieures occupent le soubasse-
ment, dont la porte d'entrée se trouve au nord de
la place des Thermes ; ce sont : le Foulon, le Platane, les Yeux et la Rampe : leur température est
de 30 à 36 degrés.

L'étage au dessus, auquel on arrive de la place
des Thermes par un vaste perron à gradins de
marbre, offre d'abord un grand vestibule, entrée
principale des thermes ; là se trouvent les buvettes.
Deux longues galeries, à droite et à gauche, des-
servent les cabinets de bains et les salles de douches, ainsi que le vaporarium. Ce dernier comprend
les bains et douches de vapeur, la salle d'inhalation
ou d'étuve, les bains russes, etc. Les sources de la
Reine, de Saint-Roch et du Dauphin reçoivent à cet
étage leurs applications ; elles ont une température,
au griffon, de 41 à 49 degrés.

La partie la plus élevée du grand établissement,
à peu près de plain-pied avec les bassins de réfrigé-
ration des sources précédentes, comprend encore
des cabinets pour bains d'eau minérale, pour bains
domestiques, et différentes salles servant autrefois
à l'ancien Casino. Enfin, des massifs en maçonne-
rie, servant à la conduite et à l'aménagement des
sources chaudes minéralisées, ainsi qu'au réservoir
de l'eau froide naturelle, terminent, avec le généra-
teur de la vapeur forcée, la description des modes

de thérapie que possède l'établissement de la ville.

Il y a aux thermes Marie-Thérèse trente-quatre cabinets de bains, dix salles de douches, un cabinet de bains de pieds, deux cabinets de douches ascendantes, et la plupart des baignoires sont munies de douches-injections ; il y a un vaporarium très-complet, étuves, bains russes, etc., une salle de pulvérisation qui promet d'être modèle, et les méthodes de l'hydrothérapie s'y poursuivent avec de l'eau naturelle, depuis 12 degrés.

Il est utile de faire connaître que deux établissements particuliers, Daignoux et Théas, sont aussi munis d'appareils permettant de poudroyer l'eau dans la gorge, ou de diriger des douches filiformes sur les surfaces du pharynx, oculaires et du conduit auditif.

Derrière le grand établissement, le mont Olivet s'élève progressivement, d'étage en étage, avec ses allées très-boisées conduisant aux sources ferrugineuses.

Les autres établissements sont situés dans la ville, suivant des lignes géologiques particulières. Un seul, celui de Salut, très-important, se trouve hors de Bagnères.

§

Thermes de Salut.

Salut possède trois sources : la Montagne, 33, l'Intérieur, 32,50, et la Pompe, 32 degrés. Les affections nerveuses et les maladies des femmes composent surtout sa clientèle. L'arsenic que contient la source de la Buvette a été dosé ; cette eau est très-diurétique ; une notoriété attachée à ses effets, dans les affections des voies urinaires catarrhales et calculeuses, ne peut recevoir qu'une consécration légitime des résultats fournis par l'analyse chimique.

Diathèse herpétique, affectant la peau, le système nerveux, les organes génito-urinaires, justiciables de l'arsenic : telle semble donc être la spécialité de cet établissement.

Salut possède seize baignoires à écoulements constants avec douches-injections ; il y a un cabinet de douches ascendantes.

La plupart des autres établissements, par leur importance, demanderaient aussi une description spéciale : les limites que nous nous sommes imposées dans ce travail ne nous le permettent pas. (Voir la nomenclature des établissements thermaux, p. 29.)

§

Le lecteur sera peut-être désireux de connaître, par quelques chiffres statistiques, l'importance de Bagnères-de-Bigorre comme station thermale.

Dans un Rapport sur le service médical des eaux minérales de France, adressé au Ministre du commerce, on trouve :

*Mouvements, en malades et en numéraire, des éta-
blissements d'eaux minérales, pendant la saison
thermale de* 1863.

Bagnères-de-Bigorre (Hautes-Pyrénées) : Malades payants, 9,575 ; malades gratuits. 457. —
Produit de la ferme ou régie, 89,120 fr. — Argent
laissé dans le pays, 1,712,000 fr.

CHAPITRE VII.

LA MÉDICATION DES EAUX MINÉRALES EST SAI-SISSABLE, DÉFINIE PAR SES ÉLÉMENTS, MAIS AVEC ACTIVITÉ PARTICULIÈRE.

L'interprétation rationnelle de l'action des eaux
de Bagnères manquait de précision : de là une certaine difficulté pour formuler nettement leur emploi
et leur spécialité. Comme je l'ai déjà dit, les uns
les vantaient sans mesure, les autres les dénigraient
sans raison ; car c'était un grand étonnement que
de trouver dans les Pyrénées des eaux qui pussent
guérir sans avoir l'odeur sulfureuse. Ces conditions
pouvaient mettre en péril la station thermale ; car,
ainsi que l'indique le Rapport de la *Société d'hydrologie médicale* sur mon travail, *la caractéristique des eaux de Bagnères restait assez indécise, à
défaut de notions suffisantes* (1). La *Société d'hy-*

(1) *Rapport de la Société d'hydrologie médicale de Paris*, av. 1870.

drologie nous fait l'honneur de dire *que « si nos efforts sont poursuivis, elle prendra une forme plus décidée, et que nous aurons rendu un grand service à la science hydrologique.* » Nous serions trop heureux d'arriver à un semblable résultat; nous l'essayons, cependant, autant que nos faibles moyens nous rendent cette tâche praticable.

Terminons par quelques mots sur les conditions faites, aujourd'hui, par la science aux eaux minérales. Dans son Rapport général de 1870 au Ministre de l'agriculture et du commerce, sur le service médical des eaux minérales de la France, fait au nom d'une commission permanente des eaux minérales de l'Académie de médecine, M. le docteur Devergie fait ressortir comment doivent être comprises, à l'heure qu'il est, les eaux minérales (1) :

« Avant notre époque, en présence d'agents moins connus, les médecins avaient été conduits à faire jouer le rôle le plus important, dans les guérisons obtenues, à une série de conditions qui, tout en étant restées parfaitement fondées, occupent aujourd'hui un rang plus secondaire : ainsi le changement de climat, de régime alimentaire, de méthode dans les habitudes de la vie, et surtout une influence inconnue des eaux minérales, sorte de principe de vitalité mal défini, qui exerçait un

---

(1) Devergie : Rapport général sur le service médical des eaux minérales de la France, au Ministre de l'agriculture et du commerce, fait au nom d'une commission permanente des eaux minérales de l'Académie de médecine.

prestige d'autant plus grand sur l'esprit des malades, qu'il procédait d'une origine insaisissable.

» Les sciences physiques et chimiques, en portant le flambleau de l'analyse dans chacune de ces eaux, ont permis de les classer méthodiquement, et ont transformé une médication mal connue en une médication à éléments proportionnels définis. »

En un mot, elles ont donné naissance à des agents thérapeutiques analogues aux autres agents de la matière médicale, mais avec des formes tellement particulières et inconnues, qu'elles sont inimitables artificiellement ; elles forment un tout ayant une autonomie complète avec une action en rapport avec l'ensemble. et. pour déterminer leur thérapeutique, l'expérience doit seconder l'analyse. Suivant l'expression de M. Ridoux, elles sont vivantes.

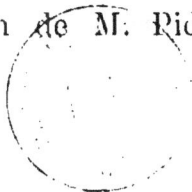

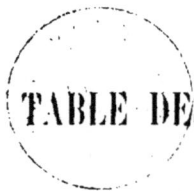

TABLE DES MATIÈRES.

Poitiers. — Typ. A. Dupré.